# MÉMOIRE

SUR

## L'ANATOMIE PATHOLOGIQUE

DES

# RÉTRÉCISSEMENTS DE L'URÈTHRE,

**Par José PRÓ,**

Docteur en Médecine de la Faculté de Paris.

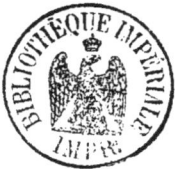

## PARIS.

### L. LECLERC, LIBRAIRE,

rue de l'École-de-Médecine, 14.

1856

PARIS. — RIGNOUX, IMPRIMEUR DE LA FACULTÉ DE MÉDECINE,
rue Monsieur-le-Prince, 81.

# A MA BONNE MÈRE.

*Témoignage d'estime et d'amour éternels.*


# A M. LE D{R} HEREDIA,

Doyen de la Faculté de Médecine de Lima.


*Hommage de respect et de profonde gratitude.*

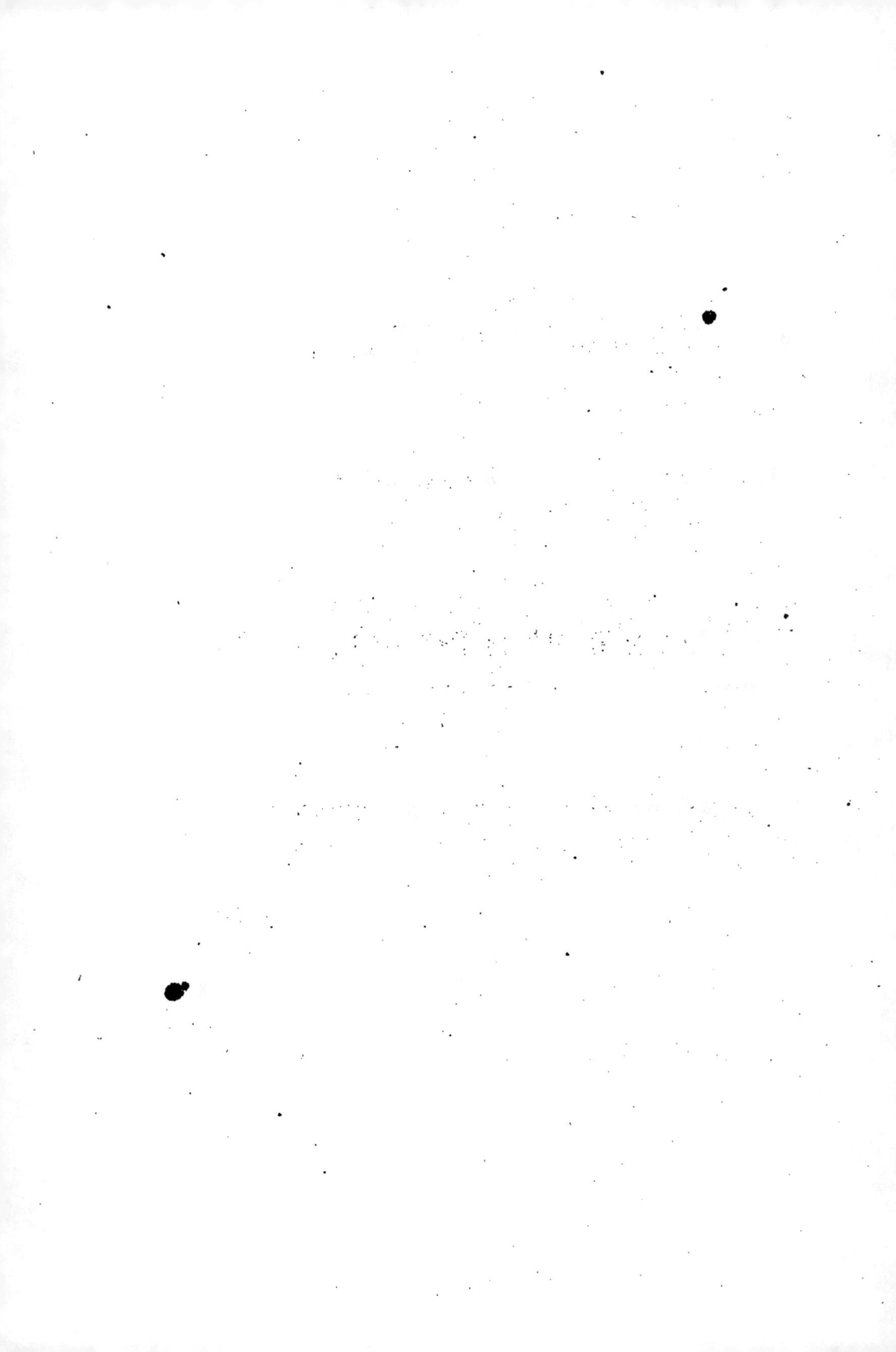

A MES AMIS,

# A JOSÉ ANTONIO LAVALLE.

*Souvenir d'enfance.*

# A AUGUSTIN GUILLERMO NAVARRO.

*Souvenir de Londres.*

# A HENDRIK VAN OORDT.

*Souvenir d'études.*

Il y a deux ans, à son cours de médecine opératoire, M. le professeur Malgaigne, tout en faisant apprécier à ses nombreux auditeurs l'importance de l'anatomie pathologique des rétrécissements de l'urèthre, fit remarquer en même temps que ce point de la science était resté des plus obscurs ; il ajouta que la richesse des musées de Londres serait d'un grand secours pour des recherches qui tendraient à éclairer la question. Sur le conseil de ce grand maître, nous partîmes, quelques mois après, pour l'Angleterre, où nous avons recueilli *de visu* les nombreuses observations qui sont rapportées à la fin de ce mémoire.

Pour ce qui est de la méthode, nous rappellerons d'abord en quelques mots l'anatomie normale de l'urèthre ; nous analyserons ensuite les principaux auteurs anciens et modernes qui se sont occupés des rétrécissements. Puis, dans un travail spécial qui formera, pour ainsi dire, le corps du mémoire, nous tirerons nos conclusions, en nous appuyant surtout sur ce que nous a appris notre propre observation. Nous terminerons par la description des 127 pièces anatomo-pathologiques que les musées de Londres renferment sur les rétrécissements organiques de l'urèthre.

# MÉMOIRE

## SUR L'ANATOMIE PATHOLOGIQUE

### DES

# RÉTRÉCISSEMENTS DE L'URÈTHRE.

---

### ANATOMIE NORMALE DE L'URÈTHRE.

L'*urèthre,* conduit excréteur tantôt de l'urine, tantôt du sperme, est un canal étendu de la vessie à l'extrémité du gland. On le divise généralement en trois portions : la première, à partir de la vessie, porte le nom de *prostatique ;* la deuxième est appelée *musculeuse* ou *membraneuse ;* et la dernière, qui commence au bulbe, est appelée *bulbeuse* ou *spongieuse.* Nous admettons, avec M. le professeur Malgaigne, les deux premières portions ; mais, comme lui également, nous diviserons la dernière en deux, savoir : l'une, ascendante ou sous-pubienne, qui se termine à l'angle formé par la chute de la verge ; l'autre, descendante ou pénienne, occupant la verge proprement dite.

L'urèthre devrait être étudié sous les différents points de vue de sa direction, de sa longueur, de son calibre, et de son organisation ; mais, pour ce qui concerne notre sujet, nous allons traiter spécialement ce qui a rapport à son calibre et à son organisation.

1° *De la direction de l'urèthre.* L'urèthre se dirige obliquement en bas et en avant. Parvenu sous la symphyse du pubis, il change de

2

direction pour se porter en avant ou en haut, comme les racines des corps caverneux, dans l'intervalle desquels il est reçu ; et, au niveau du point de jonction de ces racines, il se réfléchit une seconde fois, pour se diriger de nouveau en bas et en avant, ou verticalement en bas. Dans son trajet, le canal de l'urèthre décrit donc une double inflexion. De ces deux inflexions, comprises dans un seul et même plan, c'est-à-dire dans le plan médian, l'une représente une courbe, dont la concavité regarde en haut et en arrière ; l'autre, comme M. le professeur Malgaigne a été le premier à le faire remarquer, constitue un angle aigu d'environ 45 degrés, dont le sinus est tourné en bas. Cet angle, d'après l'observation du même auteur, est totalement effacé dans l'érection, et généralement aussi quand on relève la verge de manière à former avec l'axe du corps un angle de 45 degrés, à sinus tourné supérieurement.

2° *Longueur de l'urèthre*. Pendant longtemps on a discuté sur la longueur de l'urèthre, et on est arrivé à des résultats très-différents. M. le professeur Malgaigne, le premier, à démontré que les différences dans les résultats provenaient de la différence des moyens de mensuration employés, et il a prouvé qu'à l'état normal, et sans érection, l'urèthre a une longueur de 5 pouces 2 lignes à 6 pouces, qui sont les deux termes extrêmes, la longueur la plus fréquente étant de 5 pouces 9 lignes ; dans l'érection, l'urèthre a probablement de 7 à 8 pouces. D'après le même auteur, la portion pénienne varie comme la verge elle-même ; cependant, en général, elle va rarement beaucoup au-dessous et au-dessus de 2 pouces et demi. Quant à la portion sous-pubienne, qui semblerait devoir être la plus fixe, elle est, au contraire, une des plus variables ; aussi M. Malgaigne l'a vue monter à 2 pouces et demi, et descendre à 1 pouce 11 lignes. La longueur de la portion prostatique est de 6 à 10 lignes, celle de la portion membraneuse varie de 5 à 8. M. Sappey, dans ses dernières recherches sur la longueur de l'urèthre, a confirmé les conclusions de M. Malgaigne.

3° *Calibre de l'urèthre*. M. Sappey, pour faire ses recherches, a injecté dans le canal un liquide solidifiable, puis, soit en examinant le moule obtenu par ce procédé, soit en considérant les parois de l'urèthre, après qu'elles se sont desséchées sur ce moule, il a remarqué : 1° que l'urèthre se dilate immédiatement en arrière du méat urinaire; que sa dilatation augmente jusqu'au niveau du frein de la verge, et souvent un peu au delà, et qu'il se rétrécit ensuite graduellement, et d'une manière presque insensible, jusqu'à l'angle que forme la portion spongieuse; 2° qu'à partir de cet angle, il se dilate de nouveau, et de plus en plus, jusqu'à l'extrémité du bulbe, où il atteint son plus grand diamètre ; 3° qu'à l'entrée de la portion membraneuse, il se rétrécit considérablement, descend à son minimum de capacité, et conserve, dans toute l'étendue de cette portion, le même calibre ; 4° qu'au niveau de la prostate, il se renfle un peu, de manière à prendre la forme d'une cavité ellipsoïde largement ouverte à ses deux extrémités; 5° enfin qu'il se resserre sensiblement au niveau de sa continuité avec le col de la vessie.

En résumé, l'urèthre est dilaté sur trois points, et rétréci sur quatre. Sa première dilatation correspond à la base du gland, c'est la *fosse naviculaire;* la seconde au bulbe, la troisième à la prostate. Ces trois dilatations n'offrent ni la même capacité ni la même forme. La fosse naviculaire, plus petite que les deux autres, est aplatie de droite à gauche, surtout dans sa moitié antérieure, où le diamètre vertical est au moins double du transversal ; dans sa moitié postérieure, l'inégalité de ces deux diamètres s'efface peu à peu. Vient ensuite la dilatation prostatique, qui représente, ainsi que nous l'avons dit, un ellipsoïde un peu aplati de haut en bas; puis la dilatation bulbeuse, bien supérieure aux deux précédentes, dont elle diffère en outre par sa forme régulièrement arrondie. Il est à remarquer toutefois que cette dernière est un peu plus prononcée en bas et en arrière, vers l'origine du bulbe, où existe une légère dépression située au-dessous et immédiatement au devant de l'entrée de la portion musculeuse ; c'est à cette dépression que les sondes viennent le plus souvent se heurter : aussi est-elle un des siéges le plus fréquents des fausses routes.

Est-il possible de déterminer par des chiffres le calibre de cha cune des portions de l'urèthre ? M. Sappey dit l'avoir tenté, et n'êtr arrivé à aucun résultat bien satisfaisant. Il croit qu'on doit se con tenter, sur ce point, des évaluations approximatives que fournit·l mensuration de la largeur des parois de l'urèthre ; or cette largeu est de 15 à 18 millimètres pour les portions les plus étroites, à l'ex ception toutefois du méat urinaire ; par conséquent on peut intro duire dans l'urèthre une sonde de 5 millimètres de diamètre, san faire appel, pour ainsi dire, à la dilatabilité de ce canal ; et l'expé rience à démontré que, si l'on veut user toutes les ressources d cette dilatabilité, le volume des sondes peut être doublé.

4° *Structure de l'urèthre.* A l'intérieur, l'urèthre est spécialemen constitué par une muqueuse blanchâtre, et légèrement rosée, sui vant M. Amussat, près du méat seulement. Elle a paru à M. le pro fesseur Malgaigne constamment brunâtre près du méat et vers l cul-de-sac du bulbe. Sur la paroi inférieure et sur la ligne médiane on trouve des lacunes muqueuses assez petites, dont les orifices son tournés en avant, comme M. A. Guérin l'a démontré dans un mé moire présenté à la Société de chirurgie. Il est important de signale ces lacunes ; car, dans les manœuvres du cathétérisme, le bec de l sonde est sujet à s'y arrêter, et peut ainsi donner lieu à des fausse routes. M. Mallia en a même observé un cas sur un sujet qui avai servi aux répétitions du cours de médecine opératoire du savant pro fesseur déjà cité.

A la rencontre du bulbe et de la portion membraneuse, s'ouvren les conduits des glandes de Cowper, si ténus qu'on ne peut les aper cevoir qu'en pressant ces petites glandes. C'est dans ce même poin que commence le raphé médian, qui, s'élevant en crête à mesur qu'il se rapproche de la vessie, constitue, au milieu de la portio prostatique, ce qu'on appelle *crête uréthrale* ou *verumontanum.* So sommet est percé des deux orifices des canaux éjaculateurs; quelquefois la muqueuse forme, autour de ces orifices, une espèce de valvule, que M. Amussat appelle *espèce de prépuce*, dans lequel on a prétendu que s'engageaient souvent des sondes. Sur les deux côtés de la crête, sont rangés en demi-cercle les orifices, à peine perceptibles, des canaux de la prostate. En arrière, on remarque une saillie transversale qui établit une démarcation précise entre la vessie et l'urèthre. Ces deux élévations, c'est-à-dire la crête et la saillie transversale, se réunissent à angle droit et divisent le commencement du canal, sur la paroi inférieure, en deux moitiés latérales. C'est là, comme l'a fait voir M. Amussat, que les sondes sont aussi souvent arrêtées. Telle est la muqueuse de l'urèthre; voyons maintenant les couches qui la doublent.

Lorsqu'on enlève avec soin la muqueuse des portions pénienne et sous-pubienne, on observe qu'elle est très-mince, très-adhérente, surtout au gland, et qu'au-dessous d'elle il y a un feuillet membraneux qui l'empêche de toucher immédiatement le tissu spongieux du bulbe; ce feuillet est la membrane fibreuse intérieure du tissu spongieux qui, en se continuant avec l'extérieure, forme tout autour de l'urèthre, au point où il pénètre dans le bulbe, un repli que M. Amussat appelle la *bride* ou le *collet fibreux* du bulbe, bride beaucoup plus marquée à la partie inférieure et qui limite en arrière la fossette du bulbe.

Entre la muqueuse et la fibreuse, mais plus adhérente à la première, se trouve une mince couche de fibres musculaires de la vie organique, continuation de la couche plus épaisse des mêmes fibres qu'on trouve dans la portion membraneuse.

En dehors de la tunique fibreuse, se rencontre le tissu spongieux du bulbe, qui forme une troisième tunique, et, comme le fait remarquer M. Malgaigne, ce tissu est si mince à la paroi supérieure de l'urèthre que ses deux feuillets fibreux sont presque accolés l'un à l'autre, et forment au canal une doublure plus solide qu'à la paroi inférieure.

La portion membraneuse a une structure toute différente : en dehors de la muqueuse, on trouve d'abord des couches de fibres musculaires pâles, analogues à celles de la vessie, les unes circulaires, les autres longitudinales. En dehors de ces couches, l'urèthre est environné et fortifié par des fibres rouges, charnues, dont l'ensemble constitue le muscle de Wilson ; en sorte que cette portion, que l'on croyait la plus faible et la plus facile à trouer par les sondes, est au contraire la plus solide et la plus résistante.

La disposition prostatique a donné lieu à de nombreuses discussions : suivant M. Amussat, la prostate n'entoure ordinairement que les trois quarts inférieurs du conduit ; le quart supérieur est complété par des fibres musculaires longitudinales et transversales, dans lesquelles les deux portions latérales de la prostate sont comme enchâssées. L'urèthre a donc en ce point, comme le fait remarquer M. Malgaigne, une tunique musculaire qui fait suite à celle de la vessie, et se continue avec celle de la portion précédente ; partout ailleurs il est en rapport avec la glande et réduit à sa membrane muqueuse ; il faut en excepter cependant son orifice interne, connu aussi sous le nom de *col vésical*, constitué à la paroi inférieure par une saillie transversale qui appartient au lobe moyen de la prostate, et qui, de chaque côté du verumontanum, limite deux petites fossettes dont nous avons parlé ; sur cette saillie transversale, on rencontre un faisceau musculeux bien circonscrit, auquel M. Amussat a donné le nom de *sphincter vésical*, et il appelle aussi la saillie transversale de la prostate revêtue de ce sphincter la *valvule pylorique de la vessie*. MM. Velpeau et Denonvilliers, au contraire, prétendent que la prostate fait généralement le tour de l'urèthre, et le premier avance même que le contraire n'a guère lieu qu'une fois sur dix. Pour sa part, M. Malgaigne a rencontré l'une et l'autre disposition, mais il ne peut rien affirmer de leur fréquence comparative. On a même vu l'urèthre se rapprocher davantage de la partie inférieure de la prostate que de la supérieure, et ce cas, qui passait pour rare, paraît être l'état ordinaire de la prostate chez les vieillards.

### Anatomie pathologique des rétrécissements de l'urèthre.

Fidèle à la méthode que nous avons indiquée dans notre avant-propos, nous commençons par faire connaître les idées que professaient les anciens au sujet de la lésion qui fait l'objet de notre thèse.

Paul d'Égine et Albucasis, qui, parmi les auteurs anciens, ont le mieux traité des maladies des voies urinaires, ont à peine fait mention du rétrécissement de l'urèthre. Quant au père de la médecine, on peut lire à l'aphorisme 80 du livre IV : « Si le malade rend du sang ou des caillots de sang par l'urèthre, que ses urines ne coulent que goutte à goutte, qu'il éprouve des douleurs au bas-ventre ou au périnée, il y a une maladie de la vessie ou de ses dépendances. »

Alexandre de Tralles s'exprime ainsi (1) : « L'urine peut couler avec ou sans beaucoup de douleur, et, à moins qu'il n'y ait une obstruction totale de l'urèthre, on peut croire que cela provient d'une maladie de la vessie. »

Aetius s'en explique plus clairement (2) : « La rétention d'urine, dit-il, peut provenir d'une obstruction de l'urèthre produite par une humeur épaisse fixée sur ce canal, par son inflammation, par un calcul, ou par une tumeur quelconque qui en diminue la capacité. »

Pline le Naturaliste indique une foule de médicaments contre les difficultés d'uriner, accompagnées d'écoulements d'urine trouble et fétide (3), contre les urinements de sang (4), les phlyctènes des par-

---

(1) Livre III, chap. 38, p. 251.

(2) Tetrab. 3, sermo 3, chap. 21, p. 686.

(3) Liv. XXIII, chap. 9; liv. XXIV, chap. 7; liv. XX, chap. 11.

(4) Liv. XXIV, chap. 6.

ties génitales, et surtout contre les ulcères et la gangrène du membre viril, maladies qui devaient être très-communes et très-rebelles chez les anciens, parce qu'ils manquaient des moyens propres à combattre les affections de l'urèthre, et que les inflammations, les dépôts urineux et les fistules urinaires, en étaient une suite nécessaire.

Avicenne dit que la cause de la rétention d'urine existe quelquefois dans l'urèthre, même quand ce canal est obstrué par un apothème chaud ou froid, un ulcère, une verrue, une pierre, ou par une maladie étrangère au canal et qui en comprime les parois. Le même auteur parle aussi des ulcères qui arrivent à la racine de la verge, et qui exigent souvent l'amputation ; des fistules de cette partie, contre lesquelles, dit-il, l'aloès est un excellent remède (1).

Rhazès signale qu'il peut y avoir des ulcères dans l'urèthre, et des difficultés d'uriner dans lesquelles la liqueur ne coule que goutte à goutte. Ces difficultés proviennent, d'après lui, d'une diminution de force expulsive ou d'un *rétrécissement* de l'urèthre qu'il appelle *angustia meatus*. Voici, du reste, ses propres expressions sur la cause matérielle de ce rétrécissement : «Strictura meatus urinæ ac-«cidit ex lapide, aut ex sanguine coagulato, aut veruca, aut aliqua «re orta ibi, aut ex sanie grossa, aut siccitate vehementi» (2).

Nous pourrions encore citer d'autres auteurs anciens, tels que Paulus, Oribase, Dioscoride, Sérapion et autres, qui ont traité de cette lésion avec plus ou moins de détails ; mais ce que nous venons de dire suffit pour démontrer que si, à la vérité, les anciens savaient qu'il peut exister une cause dans l'urèthre qui donne lieu à la rétention d'urine, ils avaient en même temps les idées les plus absurdes sur sa nature, ce qui se comprend facilement quand on

----

(1) Liv. ii, chap. 66, p. 254.
(2) Liv. xxiii, p. 240.

songe que l'anatomie pathologique, la seule science qui pût éclairer cette question, était alors complétement inconnue.

Nous allons maintenant présenter les opinions du plus grand nombre des auteurs modernes, tant français qu'anglais, qui ont écrit sur ce sujet : nous aurons soin, pour agir plus méthodiquement, de procéder par ordre chronologique, en commençant toutefois par les français.

En 1806, Nauche, membre de la Société académique des sciences, faisait déjà paraître une troisième édition de ses *Recherches sur les rétentions d'urine par rétrécissement de l'urèthre et par paralysie de la vessie*. Dans ce petit ouvrage, l'auteur, en traitant des causes matérielles de la diminution du calibre de l'urèthre, les rapporte aux trois groupes suivants : 1° aux excroissances charnues de l'urèthre ; 2° aux ulcères et aux cicatrices siégeant dans ce canal ; 3° à des indurations de quelqu'une de ces parties ; enfin il admet un dernier groupe, constitué par l'engorgement variqueux de ces vaisseaux et l'épaississement de sa partie spongieuse. Quant aux excroissances, il dit que Morgagni, Sharp et Hunter, en ont observé, mais qu'il est excessivement rare de les trouver dans la pratique. Pour les cicatrices et les ulcères, il fait observer que Morgagni et La Peyronie en ont vu dans les individus affectés de maladies vénériennes. Cependant le même auteur ajoute que ces cicatrices sont peu communes, et il se demande si, quand elles existent, elles ne pourraient pas provenir aussi souvent des ulcères produits par des engorgements variqueux que d'ulcères vénériens. Il croit qu'en général, elles proviennent de la cicatrice des ulcères syphilitiques, et que, quoique leur existence soit très-rare, elles peuvent cependant être la cause de rétrécissements organiques. Pour lui, l'induration est le résultat d'une inflammation quelconque de l'urèthre, et il se demande si cette induration ne peut pas être, en outre, l'effet de l'engorgement variqueux des vaisseaux de l'urèthre et de son tissu spongieux : il regarde cette idée comme une simple présomp-

3

tion, qu'il appartient à l'expérience de contrôler. L'induration est assez commune ; elle a quelquefois l'apparence du cartilage ; d'autres fois c'est un resserrement ou une violente contraction de quelques parties de l'urèthre.

Quant aux engorgements variqueux, et aux gonflements du tissu spongieux de l'urèthre comme causes des rétrécissements de ce canal, il insiste beaucoup sur cette idée : pour lui, c'est là la cause des deux tiers des rétrécissements organiques. Ces engorgements sont produits par un abus d'excitation de ces organes, et par l'accumulation du sang dans les veines de l'urèthre, et dans les mailles du tissu spongieux : Morgagni, Garangeot, Lafaye et Bell, ont observé des faits de cette nature. Pelletan, dans le grand nombre d'observations qu'il a recueillies de sujets morts de diverses maladies, mais atteints de rétention d'urine, a presque toujours trouvé que les engorgements variqueux et le gonflement du tissu spongieux de l'urèthre étaient la principale cause des rétrécissements de ce canal : l'auteur lui-même dit en avoir observé deux cas.

Ces causes matérielles de rétrécissement peuvent se présenter isolément ou ensemble : cependant, d'après lui, il n'y a jamais qu'un seul rétrécissement, qui est placé entre la vessie et le scrotum, n'occupant que 2 ou 3 centimètres du canal, et parfois une seule partie de sa circonférence. Voilà tout ce qui, dans l'ouvrage de Nauche, a rapport à notre sujet.

A. Petit, un des collaborateurs du *Dictionnaire des sciences médicales*, présenta à l'Institut un mémoire qui fut lu dans la séance du 28 avril 1818, mémoire qui a pour objet principal de modifier le procédé de cautérisation de Hunter, adopté et mis en pratique par son neveu et élève sir Edw. Home. Il remplace la bougie emplastique, dont se servait ce chirurgien, par une sonde de gomme élastique, qui, ne se ramollissant pas, est plus capable de résister : au lieu d'enchâsser simplement un morceau de nitrate d'argent fondu à l'extrémité de la bougie chaude, nitrate qui était retenu par le simple retrait provenant du refroidissement de cette dernière.

il fixe le caustique à l'extrémité de la sonde de gomme élastique, en lui donnant une forme cylindrique, en le faisant entrer comme dans un porte-crayon, et en ayant soin de le fixer plus solidement au moyen d'une substance résineuse en fusion.

Dans ce travail, intitulé *Mémoire sur la rétention d'urine produite par les rétrécissements du canal de l'urèthre*, on ne trouve pas un mot sur l'anatomie pathologique de cette affection; et cependant voici comment la commission de l'Institut, nommée pour l'examiner, conclut son rapport : « Vos commissaires, rendant à M. A. Petit la justice qui lui était due, estiment que son travail est d'une utilité réelle, et qu'il pourra faire revenir les gens de l'art de leur prévention, jusqu'à présent fondée, contre une méthode dont il a réussi à faire disparaître les inconvénients les plus graves; ils invitent l'Académie à accorder à l'auteur, comme une marque de satisfaction et de bienveillance, l'honorable prérogative d'assister à ses séances. »

Ducamp, dans son traité des rétentions d'urine causées pas les rétrécissements de l'urèthre, dont la première édition a été publiée en 1822, et la troisième, après sa mort, en 1825, établit que l'inflammation est la cause unique des rétrécissements de l'urèthre; et, comme la gonorrhée est l'inflammation la plus forte et la plus fréquente de cet organe, c'est elle aussi qui donne le plus souvent naissance aux rétrécissements de ce canal. Cette inflammation, après avoir existé à l'état aigu, passe à l'état chronique, et se fixe en un point particulier. Il examine et décrit avec soin les signes qui décèlent cette inflammation chronique (nous n'entrerons pas dans cette description, parce qu'elle n'appartient pas à notre sujet) : la présence de cette inflammation une fois établie, l'explication du développement des rétrécissements devient facile, car cette inflammation donne naissance à des épaississements, à des indurations, à des tissus accidentels, et à des adhérences, qui obstruent plus ou moins complétement le canal.

L'épaississement de la membrane muqueuse forme un grand nombre de rétrécissements, l'induration du tissu cellulaire et du

corps spongieux ambiant vient parfois se joindre à cet épaississement et donne lieu aux rétrécissements les plus rebelles; les
tissus accidentels, ou fausses membranes, et les adhérences, constituent ce qu'on a appelé les brides de l'urèthre, et se rencontrent
assez fréquemment. L'auteur examine ensuite la question de l'existence des caroncules et carnosités, qui, d'après lui, se rencontrent
quelquefois, mais fort rarement; il en cite quelques exemples d'a-
près Morgagni, Hunter, Ch. Bell et autres. Il passe ensuite à la
forme, à l'étendue, à la situation, au nombre des rétrécissements.
Pour la situation, il résulte des observations de l'auteur, que, 5 fois
sur 6, les rétrécissements se trouvent, à quelques lignes près, à
5 pouces du méat urinaire. Quant à l'étendue en longueur, elle
n'est, dans la majorité des cas, que d'une ou 2 lignes; dans quelques cas rares, elle peut aller jusqu'à 1, 2, ou même 3 pouces.
Pour le nombre, il ne détermine rien : seulement, en traitant des
rétrécissements produits par l'induration de la membrane muqueuse
et des tissus sous-jacents, il dit qu'on peut trouver sur le même sujet *plusieurs* de ces duretés séparées par des tissus sains. Il ne dit
rien qui soit bien précis au sujet de la forme : les rétrécissements,
continue-t-il, peuvent être plus ou moins étroits. Pour ce qui est
des brides, qui constituent, pour ainsi dire, sa seconde espèce de
rétrécissements, il décrit les différentes manières dont elles peuvent
s'arranger pour amener le rétrécissement ; leur nombre est ordinairement d'un ou deux, mais on peut en trouver jusqu'à quatre
ou cinq : il les considère comme des fausses membranes et des adhérences, provenant de l'inflammation préexistante.

Voilà tout ce qu'a écrit sur l'anatomie pathologique des rétréci-
sements de l'urèthre l'auteur de la cautérisation limitée au point de
l'urèthre rétréci, au moyen de divers instruments de son invention,
et pour lequel MM. Deschamps et Percy, dans un rapport qu'ils font
à l'Institut, disent, entre autres louanges : «Nous estimons que
M. Ducamp a acquis des droits réels à la confiance des malades et à
la reconnaissance des gens de l'art, et que son ouvrage mérite les
éloges de l'Académie. »

La science heureusement a fait des progrès depuis cette époque.

Lisfranc, dans sa thèse de concours pour l'agrégation en chirurgie, soutenue en février 1824, et intitulée *des Rétrécissements de l'urèthre*, définit cette affection de la manière suivante : « J'appelle, dit-il, rétrécissement de l'urèthre la maladie dans laquelle ce canal ne peut reprendre sa capacité ordinaire, dans une étendue plus ou moins grande, parce que ses parois sont maintenues rapprochées par un état pathologique. » Il parle ensuite des divisions qu'ont établies les auteurs modernes, comme Daran, Desault, Nauche, Wilson, Samuel Cooper, Sœmmering, Béclard et Ducamp, et d'après lui, les auteurs anciens qui se sont occupés des rétrécissements de l'urèthre n'ont donné aucune division méthodique. Il admet enfin la classification suivante :

1° Rétrécissement dépendant d'une cause située hors de l'urèthre ;

2° D'une cause située dans l'épaisseur de ses parois ;

3° D'une cause située à la surface interne de ce canal.

La première espèce peut être produite par une cause quelconque, comme une tumeur des organes voisins de l'urèthre, qui, comprimant ce canal, empêche la sortie de l'urine ; toutes les affections de la prostate, l'engorgement comme l'inflammation aiguë, les calculs, les abcès, etc., peuvent donner lieu aux rétrécissements.

Dans la deuxième espèce, il admet des variétés : 1° les rétrécissements spasmodiques proprement dits ; 2° les rétrécissements spasmodiques inflammatoires ; 3° les rétrécissements inflammatoires ; ces derniers peuvent être produits par une inflammation à l'état aigu ou à l'état chronique ; enfin une quatrième variété comprend les rétrécissements sans inflammation appréciable, les rétrécissements par blessures, et les rétrécissements variqueux.

La troisième espèce est constituée par les brides, les caroncules ou carnosités.

Les rétrécissements spasmodiques, d'après lui, sont ceux qui, se présentant pendant la vie, ne laissent pas de traces à l'autopsie ; il en cite quelques exemples. Malheureusement l'un d'eux est celui de la maladie du philosophe de Genève, J.-J. Rousseau, qui, suivant lui, n'était autre chose qu'un rétrécissement spasmodique. M. Mercier, au contraire, est d'opinion que ce n'était pas un rétrécissement spasmodique, mais sa valvule prostatique qui fit souffrir ce grand homme pendant toute sa vie, et qui contribua beaucoup à lui rendre le caractère excentrique.

Le rétrécissement spasmodique inflammatoire est celui dans lequel, en même temps qu'il existe un état spasmodique de l'urèthre, on trouve aussi de l'inflammation.

Le rétrécissement inflammatoire aigu est produit par l'inflammation, et dans cet état, les parois de l'urèthre ne présentent aucun spasme. « Alors, dit-il, j'ai vu la membrane muqueuse épaissie, sans induration, dans une grande étendue, et plus spécialement dans certains points. La phlogose et l'augmentation d'épaisseur des autres parties du canal diminuent graduellement jusqu'au tissu cellulaire, qui peut participer aussi à la maladie. »

A l'état chronique, il existe un épaississement des parois de l'urèthre, avec une légère inflammation plus ou moins ancienne.

Dans les rétrécissements sans inflammation appréciable, la membrane muqueuse peut être molle, fongueuse, pultacée, dans une grande étendue; mais le plus souvent il y a des callosités qui siégent surtout dans la membrane muqueuse.

Les blessures de l'urèthre, en se cicatrisant, peuvent donner lieu à une diminution de calibre de ce conduit.

Enfin nous n'avons pas besoin d'examiner en détail les rétrécissements variqueux, les brides et les carnosités qu'il admet; dans ce chapitre, il ne fait que répéter ce que d'autres auteurs ont déjà dit. Du reste, on conçoit très-bien que dans une thèse de concours, qui fut faite en douze jours, l'auteur ne puisse pas mettre grand'chose qu'il doive à ses propres observations, et qu'il se borne, en grande partie, au rôle de copiste.

P.-J. Lioult, dans un petit livre intitulé *des Rétentions d'urine,*

*et dissertation sur les bougies œdaliques,* dont la quatrième édition
fut publiée en 1828, s'occupe très-peu de l'anatomie des rétrécissements de l'urèthre. Le but principal de son ouvrage est de faire
connaître les bougies ædaliques ( mot tiré du grec εδoλεov, je me
gonfle par l'humidité) qui sont de son invention, et qu'il propose
pour remplacer tous les autres moyens de traitement jusqu'alors
employés.

Quant aux causes réellement originaires de l'embarras, elles peuvent, dit-il, être différentes les unes des autres; du moins l'examen
des cadavres des personnes attaquées de cette espèce de rétention
au moment de leur mort, les différents symptômes dont elle est ordinairement accompagnée, tout concourt à le démontrer; elle peut
être produite par de petits ulcères calleux, occupant les conduits
excréteurs des diverses glandes qui se rencontrent dans ces parties.
Il est possible aussi qu'elle soit due aux brides ou aux cicatrices
dures, calleuses, que les ulcères laissent dans l'urèthre après la guérison. Enfin le verumontanum, qui, très-gonflé, cause dans l'urèthre
une tumeur anormale, peut aussi la produire. Mais la cause la plus
fréquente des rétentions d'urine ordinaires est le gonflement variqueux soit du bulbe de l'urèthre, soit d'une portion plus ou moins
grande des membranes qui entrent dans la composition de ce
canal.

Plus loin, pour appuyer cette dernière cause de rétrécissement, il
développe une théorie que Pelletan père professait dans ses cours
de chirurgie à l'ancienne École de chirurgie de Paris. Voici cette
théorie : L'anatomie et la physiologie nous démontrent, dit-il, qu'il
existe au bulbe et dans les parois du canal un tissu cellulaire très-
solide et très-élastique, que l'on appelle tissu caverneux. Ce tissu a
tiré son nom de la ressemblance qu'il a avec la substance dont se
composent les corps caverneux de la verge. Comme ce dernier, il se
remplit de sang pendant l'érection ; mais, moins solide et moins élastique que celui des corps caverneux, il ne peut pas résister autant à
l'action du sang qui, au moment de l'érection, y afflue et le distend

très-fortement. Il en résulte que, lorsque les effets de l'érection ont cessé, il presse, par son ressort, sur le sang, pour le forcer de rentrer dans le torrent de la circulation ; il n'égale pas, dans cette fonction, les corps caverneux en force et en énergie. Si donc les érections sont souvent répétées, comme chez les hommes qui ont fait pendant longtemps des excès avec des femmes ou qui ont l'affreuse manie de la masturbation, dans ceux dont l'âge a fortement affaibli les parties du corps, ou dans ceux en qui des gonorrhées fréquentes en ont diminué l'élasticité, il est visible que, perdant alórs peu à peu son élasticité, et avec celle-ci, la faculté de revenir totalement sur lui-même, il restera dans un état de gonflement qui, en obstruant plus ou moins le canal, occasionne une rétention d'abord peu sensible, mais qui, augmentant progressivement, parviendra enfin à interrompre complétement le cours des urines.

Cette théorie est ingénieuse, mais nous ne savons pas si elle est vraie ; nous sommes si rassasié de théorie et si avide de faits, que nous avons presque horreur des premières et soif des seconds. On verra, par la suite de notre travail, combien cette anatomie pathologique est en retard, relativement à celle que nous connaissons aujourd'hui.

S. Tanchou, dans son traité des rétrécissements de l'urèthre et de l'intestin rectum, publié en 1835, définit les rétrécissements ou coarctations de ce conduit : « l'effet de toute cause qui diminue le diamètre naturel de l'urèthre. » La cause, pour lui, est l'inflammation gonorrhéique de l'urèthre; les injections astringentes faites dans le canal ne sont nullement capables de les produire. Les rétrécissements peuvent être uniques ou multiples, et plus ou moins longs, suivant l'étendue de l'inflammation. Les brides, les végétations, les carnosités indolentes ou les indurations, peuvent se montrer dans l'urèthre, comme suite de l'inflammation.

Les brides ou valvules paraissent être le résultat d'une fausse membrane qui s'organise à la surface de la muqueuse uréthrale, ou une sorte d'exagération des rides ou plis naturels de ce conduit : les vé-

gétations ou carnosités, au contraire, semblent provenir de l'exubé-
rance de certains bourgeons charnus qui dépassent le niveau des cicatrices, à la terminaison des plaies ou des vieilles inflammations.
Enfin on peut, suivant lui, considérer les rétrécissements comme
une sorte d'hypertrophie des vaisseaux qui rampent à la surface du
canal, et qui constituent, par leur ancienneté, des carnosités indolentes et dures.

La nature des rétrécissements *paraît* consister, pour l'auteur, dans
l'exsudation d'une matière plastique, analogue ou peut-être iden-
tique à la couenne inflammatoire que l'on remarque sur le sang de
certaines saignées. Le plus ordinairement, cette matière plastique
paraît s'épancher au-dessous de la membrane muqueuse de l'urèthre : d'autres fois elle semble occuper les mailles du tissu de ce
même conduit, de manière à lui donner un aspect gélatineux quand
on le coupe.

Les rétrécissements de l'urèthre peuvent être produits aussi par
des lésions physiques, telles que plaies, déchirures, etc. Enfin la
cicatrisation d'un ulcère uréthral peut aussi, suivant l'auteur, donner lieu à une coarctation.

Quant au siége des rétrécissements, il dit qu'ils peuvent se déve-
lopper sur tous les points de la continuité du canal de l'urèthre, mais
principalement à la réunion de la portion qui est située à l'union
de la portion bulbeuse avec la portion membraneuse, et au col de
la vessie.

En traitant des désordres et des accidents produits par les rétrécissements de l'urèthre, Tanchou dit qu'il a lieu de croire que l'im-
puissance de l'homme est fréquemment causée par l'inflammation
chronique des vésicules séminales et des conduits éjaculateurs, sinon
par celle des testicules eux-mêmes, dont la sécrétion, altérée ou
diminuée, ne saurait être procréatrice.

Les rétrécissements de la portion prostatique de l'urèthre, continue-t-il, sont très-rares; Sœmmering les regarde comme impos-
sibles, sans doute à cause de l'intime adhésion qui existe entre les

4

parois du canal et cette glande. Malgré cette autorité, et sans que je puisse cependant l'affirmer, je *présume* en avoir rencontré deux cas. Enfin cet auteur, pour compléter sa logique en observations médicales, cite un cas de rétrécissement de l'urèthre guéri par le magnétisme !... Heureusement pour la science et pour les Académies nous n'avons pas, à ce propos, à enregistrer un rapport de l'Institut dans lequel on fasse des éloges à l'auteur.

M. le D' Béniqué, dans un mémoire publié en 1844, sur le traitement des rétrécissements de l'urèthre, s'occupe principalement de décrire et d'appuyer par des faits un nouveau procédé qu'il conseille pour la cure des coarctations de l'urèthre : ce procédé consiste dans la dilatation lente et progressive, par 6e de millimètre, des rétrécissements de ce canal. Nous n'entrerons pas dans sa description, parce qu'elle est en dehors de notre sujet ; il nous suffira de dire que, dans ce travail, M. Béniqué ne dit pas un mot de l'anatomie pathologique des rétrécissements de l'urèthre.

M. A. Mercier, dans un ouvrage publié dans la même année, et intitulé *Recherches sur la nature et le traitement d'une cause fréquente et peu connue des rétentions d'urine,* s'occupe principalement de décrire ce qu'il appelle les valvules du col de la vessie, ses causes, ses effets et complications, ses signes, et enfin son traitement. Sans nier le mérite de cet ouvrage, nous devons dire qu'il n'éclaire en rien notre sujet.

Dans l'année suivante, nous avons à examiner un travail plus important, c'est celui de M. Leroy d'Étiolles, intitulé *des Angusties ou rétrécissements de l'urèthre.* L'auteur définit cette maladie : une diminution permanente de l'urèthre, résultant d'un état morbide des parois de ce canal. Il établit dans les rétrécissements de l'urèthre les divisions suivantes : 1° rétrécissements inflammatoires ; 2° fongueux ; 3° valvulaires ou rutidiques, comprenant les plis, valvules, brides et rugosités ; 4° fibreux, répondant aux callosités ; 5° turgescents et érectiles ; 6° ulcérés ; 7° végétants, répondant aux carnosités ; 8° variqueux ; 9° cartilagineux.

Les rétrécissements inflammatoires sont produits par toutes les causes qui peuvent enflammer la membrane uréthrale et en amener le gonflement. Les rétrécissements fongueux dépendent d'un boursouflement vasculaire chronique de la muqueuse uréthrale ; c'est ainsi que, pour l'auteur, débutent la plupart des coarctations. Les replis valvulaires n'ont pas toujours leur base ou point fixe vers la même paroi de l'urèthre ; ils adhèrent quelquefois en haut, quelquefois en bas des parois de ce canal. Les brides ou cicatrices auxquelles donne lieu la blennorrhagie prennent ordinairement naissance, suivant M. Leroy, sur les parois inférieures de l'urèthre ; elles constituent les rétrécissements en fil, de Hunter.

Les rétrécissements fibreux ou calleux sont formés tout à la fois par des épaississements, des cicatrices profondes de la muqueuse, et par l'engorgement du tissu sous-muqueux ; ils sont constitués par une substance inodulaire qui devient sèche, perd de sa sensibilité, d'un aspect nacré, comme celui des tendons, mais qui en diffère par l'entre-croisement très-serré de ses fibres. L'auteur fait remarquer que cette espèce de rétrécissement est, aux yeux de M. Cruveilhier, non-seulement la plus fréquente, mais presque la seule.

Les rétrécissements turgescents sont le résultat de l'afflux du sang dans les vaisseaux des tissus qui forment la coarctation et des tissus qui l'enveloppent. Cet état a, comme phénomène antérieur, l'inflammation, et comme suite, le rétrécissement fibreux. Dans les deux premiers cas, la maladie est curable ; dans le troisième, elle ne l'est plus. Dans ces cas-là, la cautérisation, pour M. Leroy, favorise la transition, surtout si la cautérisation se fait dans la portion spongieuse.

Les ulcérations de l'urèthre, en se cicatrisant, peuvent donner lieu à un tissu inodulaire qui rétrécit le canal ; il peut arriver aussi que, des ulcérations se cicatrisant par le fond, leur surface reste ulcérée. Dans des cas semblables, on trouve, d'après l'auteur, des ulcérations occupant le rétrécissement lui-même.

Les végétations qu'on trouve dans l'urèthre sont pour M. Leroy un fait hors de doute. Il s'appuie, pour les admettre, sur l'autorité de divers auteurs et sur sa propre observation ; il cite plusieurs faits de ce genre. Ces végétations, suivant lui, ont un aspect diffé-rent, suivant le lieu qu'elles occupent : au col de la vessie, elles se montrent sous la forme de petits polypes ; dans le reste du canal, il les a trouvées semblables aux végétations qu'on observe si souvent à la couronne du gland.

« Les rétrécissements variqueux sur le vivant ne peuvent être ad-mis, dit M. Leroy, que par induction, à cause de l'abondance d'écou-lement de sang produit sur certains malades par le plus léger contact d'une sonde flexible, écoulement qui fait supposer l'ouverture d'une veine. »

Les rétrécissements cartilagineux ne s'observent que sur la verge ; ils paraissent provenir d'une altération de la membrane fibreuse qui enveloppe les corps caverneux. Dans quelques cas, ces rétrécisse-ments ont la forme annulaire ; dans d'autres, ils n'enveloppent que les trois quarts de la circonférence de la verge. Ces anneaux carti-lagineux, que M. Leroy a décrits pour la première fois, peuvent, suivant lui, se trouver en plus ou moins grand nombre.

Après s'être occupé de ces différentes espèces de rétrécissements de l'urèthre, l'auteur traite des rétrécissements du prépuce, ce qui n'entre pas dans notre sujet. Quant aux rétrécissements spasmo-diques, M. Leroy avoue tout d'abord que ses idées ne sont pas en-core complétement fixées pour ce qui a rapport à ce sujet, quoiqu'il en ait fait une étude approfondie, et, après avoir examiné ce que les différents auteurs entendent par rétrécissements spasmodiques, il termine en ces termes : « Il n'y a donc pas de rétrécissements spasmodiques, ou du moins cette dénomination ne peut rigoureuse-ment convenir à aucun des obstacles auxquels elle a été appliquée ; car, dans un cas, il y a contracture musculaire, ou même, si l'on veut, spasmes, mais point de rétrécissement, point d'obstacle à la miction dans les lieux où la sonde éprouve de la résistance, et dans l'autre cas, où il y a réellement rétrécissement, les variations brusques dans le diamètre de la coarctation proviennent d'un gonflement inflammatoire accidentel, d'une turgescence passagère, d'une constriction musculaire, qui seraient impuissantes à produire une rétention, si elles ne venaient s'ajouter à une altération organique. »

Après cette division des rétrécissements, qu'il croit utile au point de vue de la thérapeutique, M. Leroy en admet une autre qui doit dominer au point de vue de la pratique, celle des rétrécissements qui guérissent, celle des rétrécissements qui ne guérissent pas.

*Siége des rétrécissements.* « Les dix-neuf vingtièmes des rétrécissements, dit l'auteur, se trouvent à une profondeur qui varie de 5 à 6 pouces, c'est-à-dire immédiatement en arrière du bulbe, *au commencement de la portion membraneuse,* au-dessous du pubis, là où l'urèthre est naturellement rétréci. En second ordre de fréquence, se présentent les rétrécissements de la lèvre postérieure de la fosse naviculaire ; en troisième ordre, ceux du méat urinaire ; en quatrième ordre, les rétrécissements de la portion spongieuse situés à 2 pouces ou 2 pouces et demi du méat urinaire, à la racine de la verge, dans un point où le canal est aussi naturellement un peu rétréci. » Il dit avoir observé des rétrécissements *dans la portion prostatique,* et il assure en posséder un parmi les pièces de sa collection.

*Nombre des rétrécissements.* Les rétrécissements, d'après M. Leroy, sont fréquemment multiples, et il croit pouvoir assurer que, dans près de la moitié des cas, il y en a *deux situés à 4 lignes l'un de l'autre.* Il dit en avoir trouvé jusqu'à onze dans l'urèthre d'un jeune Sicilien, à distance les uns des autres de 2 lignes et quart.

*Étendue des rétrécissements.* Les coarctations de l'urèthre ont en général peu d'étendue pour l'auteur ; mais, en traitant de l'anatomie pathologique, il n'indique pas d'une manière précise leur longueur. Plus tard, quand il s'occupe de l'exploration des rétrécissements de l'urèthre, il dit qu'ils sont en général très-courts.

Tel est le résumé de ce que l'ouvrage de M. Leroy d'Étiolles contient sur l'anatomie pathologique des rétrécissements de l'urèthre. Nous devons avouer que, parmi les travaux que nous avons examinés jusqu'à présent, c'est le plus sérieux et celui qui coïncide le mieux avec nos propres observations.

D'après M. Cruveilhier, la forme fibreuse est la plus fréquente dans les rétrécissements de l'urèthre, et c'est elle qu'il a toujours trouvée. Suivant cet auteur, dans le lieu du rétrécissement, la membrane muqueuse de l'urèthre a complétement disparu, et son tissu spongieux est plus ou moins altéré; il pense que ces altérations peuvent se produire de deux manières : 1° par une inflammation chronique de la muqueuse, 2° par son ulcération. Il est cependant disposé à attribuer ces changements pathologiques en général à cette dernière cause, et il en reconnaît deux variétés qu'il appelle superficielles et profondes : l'ulcération superficielle est celle qui occupe seulement la membrane muqueuse; la profonde est celle qui occupe l'épaisseur de toutes les couches.

Le rétrécissement est la conséquence de la cicatrisation de l'ulcération, et son degré d'intensité dépend de la profondeur même de cette ulcération.

M. le D$^r$ Civiale, dans la dernière édition de son *Traité des maladies des organes génito-urinaires*, publiée en 1850, après avoir parlé de certaines coarctations qui se manifestent d'une manière subite dans l'urèthre, coarctations dont quelques auteurs ont parlé en France, mais qui ont été surtout étudiées en Angleterre, M. Civiale définit les rétrécissements uréthraux, des états morbides des parois du canal, qui ont pour effet d'en diminuer l'extensibilité d'une manière progressive, à tel point que l'urèthre ne puisse plus céder à l'effort du flot d'urine poussé par la vessie, ou du moins qu'il oppose à la sortie du liquide un obstacle permanent plus ou moins considérable.

L'auteur réunit ensuite, sous quatre chefs principaux, les lésions organiques qui constituent les rétrécissements de l'urèthre :

1° *Brides*. Un assez grand nombre d'ouvertures de cadavres ont constaté l'existence des brides dans diverses parties de l'urèthre. Charles Bell a donné une planche qui représente plusieurs de ces rétrécissements linéaires, trouvés sur le même sujet : ces brides, qu'on a désignées aussi sous le nom de *rétrécissements valvulaires*, ou de *valvules*, ont été attribuées par Goulard à une duplicature de la membrane muqueuse ; par Morgagni, à des érosions de l'urèthre, ou à de légères excroissances, formant des saillies linéaires ; par Laennec, Ducamp et quelques autres, à une exsudation plastique ou à la formation de fausses membranes. L'étendue, l'épaisseur, la consistance et la direction des brides uréthrales, sont extrêmement sujettes à varier ; on ne saurait rien établir de constant à cet égard. Du reste M. Civiale reconnaît, comme nous, que tout ce qu'on a pu dire au sujet des rétrécissements de l'urèthre ne repose pas sur une série suffisante de bonnes observations, car les faits contraires, et en nombre au moins égal, témoignent qu'on s'est trop empressé de généraliser des cas particuliers. Du reste il ajoute qu'il est permis d'établir, en se fondant sur les données fournies par les empreintes, plutôt que sur les autopsies, qui sont encore trop peu nombreuses, que les brides siégent à la partie mobile de l'urèthre, principalement à la portion du canal située au-dessous de la symphyse pubienne, qu'elles en occupent rarement toute la circonférence, qu'elles semblent affectionner de préférence la face inférieure, que leur direction est presque toujours transversale, qu'il peut y en avoir plusieurs au-devant les unes des autres, mais qu'en général il ne s'en trouve qu'une seule, et que leur épaisseur et leur consistance semblent varier, surtout en raison de l'ancienneté et du développement de la maladie.

Ici nous nous permettrons de faire remarquer à M. Civiale qu'il tombe exactement dans le défaut qu'il reproche à d'autres. Si nous voulions généraliser aussi facilement que lui, nous nous appuierions sur la planche I de notre travail, pour construire une théorie, opposée à la sienne dans la plupart des points, mais que nous ne regarderions pas comme solide, car elle ne reposerait que sur un cas particulier.

2° Les rétrécissements peuvent être constitués par ces excroissances, carnosités, fongosités et végétations, décrites avec tant de précision par certains auteurs, qui en ont même distingué de plusieurs espèces. L'existence de ces productions anormales a été constatée par une multitude d'ouvertures cadavériques, ainsi que le déclarent Morgagni, Petit, Sœmmering, Laennec et Ch. Bell. On les reconnaît aussi quelquefois à l'aide des empreintes que la bougie rapporte. Cependant M. Civiale ne regarde pas comme fondée l'opinion de Ch. Bell, quand ce dernier dit que ces différentes productions font sur la bougie molle une empreinte semblable à celle que produisent les pierres, les sables, et que quand on les touche avec un stylet boutonné, elles donnent la même sensation que les calculs.

3° On a parlé d'adhérences entre deux points de la surface interne de l'urèthre. Ces coalescences ont été regardées comme pouvant mettre obstacle au cours de l'urine, comme constituant certains rétrécissements : « Je n'ai jamais eu occasion de les observer, et je n'en connais même aucun exemple bien avéré, à moins qu'on ne veuille y rapporter les *cicatrices* de l'urèthre, qui ne sont peut-être pas aussi rares qu'on l'a pensé. Ainsi M. Delmas a cité, en 1829, dans le *Journal hebdomadaire,* le cas d'un homme mort sans qu'on connût sa maladie, et dans l'urèthre duquel on trouva, à 1 pouce et demi du col de la vessie, un rétrécissement formé par une véritable cicatrice lisse, dense, et entourée de replis froncés qui se rendaient vers ses bords. Ces *cicatrices* peuvent être la suite d'ulcères guéris. »

4° *Épaississement et induration des parois de l'urèthre.* L'auteur cite un cas qu'il eut à observer, à l'hôpital Necker, avec M. Malgaigne: l'incision, faite à la paroi inférieure d'un canal rétréci, montra que la saillie de ses parois devait naissance à un épaississement des tissus sous-muqueux, ayant la forme d'un cercle irrégulier, *nacré,* et trèsconsistant, qui embrassait l'urèthre entier. La surface interne de ce dernier était racornie et resserrée en cet endroit, mais sans lésion apparente, du moins à la membrane muqueuse. En exerçant de légères tractions latérales, on distinguait trois replis membraneux fort minces, dont un, plus saillant et plus rapproché du gland, correspondait à la partie la plus étroite, tandis que les deux postérieurs, placés à 3 lignes de distance l'un de l'autre, étaient beaucoup moins prononcés, celui du milieu surtout.

« Telles sont les lésions que l'on rencontre le plus fréquemment ; cependant elles offrent des nuances ou des différences notables, qu'on doit rapporter à la durée et à l'intensité de la phlegmasie uréthrale, au degré de force déployé par la vessie en se contractant, à l'étendue et à l'épaisseur du rétrécissement, enfin aux qualités de l'urine. »

Enfin M. Civiale fait remarquer que, dans certaines circonstances, les parois uréthrales se racornissent, en même temps qu'elles perdent leur élasticité, au point que l'émission de l'urine, et le passage des sondes et des bougies, peuvent offrir de grandes difficultés. Dans d'autres cas qu'il a rencontrés, on voyait la surface interne de l'urèthre recouverte d'une couche jaunâtre plus ou moins épaisse, faisant corps avec la membrane muqueuse, qui était épaissie et rugueuse. On a considéré cet état comme une infiltration de matière tuberculeuse, qui ne se borne même pas à la membrane, et s'étend aux tissus sous-jacents, qui perdent alors leur souplesse et leur élasticité.

Dans son *Traité des rétrécissements de l'urèthre*, publié en 1853 et couronné par l'Académie impériale de médecine, M. Reybard admet les quatre espèces de rétrécissements, *spasmodiques, inflammatoires, organiques*, et par déviation du canal résultant de tumeurs *intra* ou *extra-uréthrales;* mais il s'occupe presque exclusivement des rétrécissements *organiques*, qu'il définit de la manière suivante : La diminution permanente et progressive du diamètre du canal, pro-

duite par le retrait graduel d'un tissu pathologique qui s'est substi-
tué à une partie plus ou moins étendue des parois uréthrales, et dont
l'effet le plus immédiat est d'opposer à la sortie du flot urinaire un
obstacle de plus ou plus difficile à vaincre.

Quoique les causes occasionnelles des rétrécissements organiques
soient nombreuses et variées, on peut, dit l'auteur, les réduire à
deux catégories : il range dans la première toutes celles qui tiennent
au traumatisme de l'urèthre, c'est-à-dire les contusions et les solutions de continuité de ce conduit ; telles sont celles par instruments
tranchants, celles par déchirures du canal, à la suite d'une violente
torsion du pénis pendant l'érection ; celles par la manœuvre dange-
reuse qui consiste à *casser la corde*, selon l'expression vulgaire, dans
la chaudepisse cordée, celles par étranglement résultant d'une li-
gature, celles que peuvent produire les sondes, les instruments
lithotriteurs, et les corps étrangers arrêtés dans le canal ; enfin les
lésions de l'urèthre résultant de coups ou de chutes sur le périnée ;
au traumatisme uréthral, comme cause de rétrécissements, doivent
aussi se rapporter les plaies et les ulcérations du canal, soit qu'elles
se développent spontanément, soit qu'elles dépendent d'un état
gangréneux par excès d'inflammation, par compression ou par
cautérisation, soit enfin qu'elles succèdent à une perte de substance
de parois, comme dans l'excision des rétrécissements.

Dans la seconde catégorie sont toutes les causes qui développent
ou entretiennent la phlogose de la muqueuse uréthrale, comme la
blennorrhagie simple ou virulente, dont l'origine est elle-même très-
variée ; c'est le contact du pus gonorrhéique ou chancreux, l'abus
du coït, de la masturbation, les érections prolongées, l'équitation,
le cathétérisme, la présence de corps étrangers dans le canal, les injections irritantes ou caustiques employées contre les écoulements
rebelles, l'usage immodéré de la bière, l'ingestion de cantha-
rides, etc.

Choisissant ensuite dans le premier groupe les ulcérations spon-
tanées de l'urèthre, et les plaies qui laissent une perte de substance,

l'auteur, à l'exemple de beaucoup d'autres, les considère comme pouvant produire des rétrécissements organiques ; mais, d'après lui, elles ne les produisent pas seulement en donnant naissance à un tissu de cicatrice, dont la rétractilité amène une striction du canal, mais aussi, et plus particulièrement par le fait de l'inextensibilité de ce même tissu cicatriciel, qui peut aller jusqu'à empêcher de couler la moindre goutte d'urine. On conçoit aisément dès lors comment des plaies, en apparence peu étendues, peuvent resserrer le canal à un si haut degré ; c'est également ainsi qu'on peut bien expliquer la formation rapide des rétrécissements qui succèdent aux ulcérations du canal ou aux applications caustiques. Quant à l'inflammation, elle ne détermine les rétrécissements qu'à une seule condition, celle de donner naissance à un tissu anormal de nouvelle formation ; il se produit à la manière du tissu inodulaire, inoplastique, comme les cicatrices ordinaires ; il ne résulte pas, comme on a pu le croire, de la dégénérescence, de la transformation des parois uréthrales en un tissu anormal : s'organisant aux dépens des produits plastiques que l'inflammation a appelés et retenus dans l'épaisseur des couches uréthrales, il se substitue de toute pièce à une portion de ces parois normales, sans rien conserver de leur nature.

Ce tissu commence quelquefois à se former, même avant la fin d'un écoulement gonorrhéique ; quand il est constitué, il est de beaucoup moins épais qu'on le suppose ordinairement, et c'est immédiatement après l'inflammation qu'il offre le plus de volume ; mais c'est rarement un tissu épaissi et engorgé ; sa consistance, difficile à bien déterminer, est toujours plus considérable que celle des tissus normaux de l'urèthre ; c'est ce qui le rend souvent appréciable, même à travers les couches sous-jacentes. Pour ce qui est de sa couleur, elle varie suivant le degré d'organisation auquel il est parvenu ; elle est blanchâtre, ou d'un blanc grisâtre, dans les rétrécissements anciens ; mais ce signe manque dans ceux de date récente ; quelquefois même il n'y a a aucune différence, sous ce rapport, entre le point malade et les portions saines de la muqueuse.

Dans son mémoire présenté, il y a deux ans, à la Société de chirurgie, M. A. Guérin dit avoir examiné, à l'amphithéâtre des hôpitaux, le canal de l'urèthre d'une centaine d'hommes, qui, pendant la vie, avaient eu un écoulement, et dont la moitié présentaient des rétrécissements. Comme résultat de ses recherches, M. Guérin pose les conclusions suivantes :

1° Les rétrécissements fibreux ne proviennent presque jamais de la production de tissu inodulaire.

2° On ne trouve jamais de fausses membranes à la surface de la muqueuse du canal de l'urèthre.

3° Les fongosités auxquelles on a attribué la blennorrhagie ne peuvent être que des faits exceptionnels.

4° La membrane muqueuse de l'urèthre n'est jamais exclusivement le siége des rétrécissements, et, dans tous les cas que j'ai observés, la stricture de cette membrane était la conséquence d'une lésion située en dehors d'elle.

5° Dans la grande majorité des cas, les rétrécissements de l'urèthre sont dus à la rétractation des fibres indurées du tissu réticulaire sous-jacent à la membrane muqueuse; le point de départ de leur production est souvent un dépôt de lymphe plastique.

6° Pour les rétrécissements qui se traduisent par une virole saillante sous la peau, la section des brides fibreuses, de dehors en dedans, est le seul moyen d'obtenir directement la guérison.

7° C'est parce qu'ils dépassent la membrane muqueuse, et qu'ils atteignent les tissus fibreux sous-jacents, que les chirurgiens qui scarifient le canal de l'urèthre obtiennent, dans des rétrécissements fibreux moins profonds que les précédents, une guérison qu'on demanderait en vain à la dilatation.

8° Dans la blennorrhagie, ces glandules de l'urèthre, qui s'étendent obliquement dans l'épaisseur de la membrane muqueuse, et dans une longueur de plus d'un centimètre, étant remplis de muco-pus, il est bien peu probable qu'une seule injection puisse agir sur toute l'étendue des conduits glandulaires. D'un autre côté, en faisant plusieurs injections caustiques, coup sur coup, on peut dépasser le but qu'on s'est proposé, et amener l'uréthrite à ce degré d'intensité où l'inflammation se propage au tissu réticulaire sous-jacent à la membrane muqueuse.

9° Le moyen le plus sûr de prévenir le rétrécissement est de traiter les blennorrhagies déjà anciennes, et qui ne laissent plus de douleur, par la compression que produit sur les glandules uréthrales le passage successif de plusieurs bougies.

Nous verrons plus tard jusqu'à quel point les conclusions de M. Guérin sont vraies.

Après avoir analysé la plupart des auteurs français qui se sont occupés des rétrécissements de l'urèthre, nous allons passer aux auteurs anglais, et commencer par le plus illustre d'entre eux, J. Hunter.

D'après Hunter, il y a cinq modes d'obstruction du canal, dont quatre dépendent d'une maladie du canal lui-même, et dont le cinquième est produit par des maladies des parties environnantes. Parmi les quatre premiers, trois consistent dans une diminution du diamètre du canal; le quatrième a pour cause une excroissance qui se développe à la surface des parois de l'urèthre; le cinquième est l'effet de la compression de l'urèthre, soit par une tumeur située extérieurement et qui lui est contiguë, soit par la prostate tuméfiée.

En somme, trois sortes de rétrécissements pour Hunter : le premier, le rétrécissement proprement dit, le rétrécissement permanent, dépend d'une altération dans la structure d'une partie de l'urèthre; le deuxième est un rétrécissement mixte, dans lequel il y a à la fois rétrécissement permanent et spasme; le troisième est un véritable rétrécissement spasmodique.

L'auteur parle à peine de l'anatomie pathologique de cette maladie; seulement, il insiste sur ce que les rétrécissements ne dépendent pas toujours d'une coarctation uniforme de la circonférence du canal; dans quelques cas, la coarctation n'existe que d'un seul côté, et c'est là probablement ce qui a donné l'idée que le rétrécissement avait pour cause une ulcération située dans le point correspondant. Cette coarctation d'un seul côté des parois de l'urèthre reporte le canal de l'autre côté et rend difficile l'introduction des bougies ; la portion coarctée est plus blanche que les autres parties du conduit, et présente un tissu beaucoup plus résistant. Dans quelques cas , il y a eu jusqu'à six rétrécissements, parmi lesquels les uns étaient plus prononcés que les autres. Du reste , il n'est pas rare de voir des urèthres atteints de rétrécissements présenter de petites coarctations dans d'autres points , et qui se reconnaissent aux résistances muqueuses qu'on éprouve en introduisant une bougie.

Quant au siège des rétrécissements , Hunter prétend que la portion bulbeuse est une région qui paraît y être plus disposée que tout le reste du canal. « On en trouve cependant quelquefois , ajoute-t-il, entre le bulbe et l'orifice externe de l'urèthre , mais très-rarement au delà du bulbe, et je n'en ai jamais vu dans la portion de l'urèthre qui traverse la prostate. Non-seulement le bulbe en est le siège le plus fréquent, mais encore c'est là que se forment ceux de l'espèce la plus grave. Les rétrécissements de l'urèthre s'établissent en général lentement; souvent ils ne deviennent très-incommodes que plusieurs années après que leur présence a été reconnue. »

Les rétrécissements ne sont pas une conséquence de l'inflammation vénérienne. Dans ce cas , en effet , on pourrait s'attendre à les voir occuper une certaine étendue , car l'inflammation vénérienne s'étend sur une surface plus ou moins grande ; en outre , on les rencontrerait plus fréquemment que partout ailleurs dans la partie de l'urèthre qui n'est pas le plus ordinairement le siége de la maladie vénérienne.

Ils ne sont pas davantage l'effet de l'usage des injections dans le traitement de la gonorrhée; car j'ai observé que les rétrécissements sont tout aussi fréquents après les gonorrhées qui ont été guéries sans injections d'aucune espèce.

On a supposé aussi que les rétrécissements de l'urèthre sont produits par la cicatrisation d'ulcères qui auraient leur siége dans ce canal ; mais , comme je n'ai jamais vu d'ulcères dans le canal de l'urèthre, si ce n'est comme conséquence d'un rétrécissement, et que je ne crois point que la gonorrhée ordinaire s'accompagne d'ulcérations je ne puis admettre cette doctrine. »

Dans son traité des *Observations pratiques sur le traitement des rétrécissements de l'urèthre et de l'œsophage* publié à Londres en 1805, Home admet un rétrécissement spasmodique produit par la contraction de la membrane muqueuse de l'urèthre : dans le point rétréci, on ne trouve aucune lésion matérielle. La contraction des fibres transversales de la membrane muqueuse de l'urèthre constitue le rétrécissement spasmodique. Cette contraction peut être durable, et alors on a, suivant l'auteur, un rétrécissement spasmodique permanent. Quand la contraction est faible, on trouve à l'autopsie, une diminution dans le calibre du canal ; quand la contraction est forte, elle produit une élévation ou repli qui constitue le rétrécissement permanent. Ce repli peut être formé ou simplement par la membrane muqueuse, ou par la membrane muqueuse et le tissu cellulaire sous-jacent.

Ces plis de la muqueuse peuvent comprendre toute la circonférence de l'urèthre ou seulement un de ses côtés ; il dit avoir observé trois de ces plis qui existaient sur un même côté de l'urèthre. Il avoue en même temps ne pas avoir constaté ces plis à l'autopsie, car alors ils n'existent plus, mais bien par le cathétérisme, au moyen d'une bougie molle.

Les rétrécissements permanents peuvent, suivant l'auteur, se compliquer de spasmes et, pour l'admettre, il s'appuie sur ce que certains sujets, affectés de rétrécissements permanents, peuvent pisser librement pendant plus ou moins de temps et ont tout d'un coup, et pour une cause quelconque, une rétention d'urine.

Quant au siége des rétrécissements, les plus fréquents, pour Home, se trouvent exactement en arrière du bulbe, à 6 pouces et demi du méat urinaire ( il atteint, comme longueur de l'urèthre, depuis son orifice externe jusqu'au col de la vessie, 9 pouces anglais ) ; en secor, ordre de fréquence, à 4 pouces et demi du méat. Il dit qu'on les a observés aussi à 3 pouces et demi, et quelquefois au méat lui-même.

En 1852, M. John Harrisson publia un petit ouvrage sur la pathologie et le traitement des rétrécissements de l'urèthre. Il comprend sous le nom de rétrécissements organiques de l'urèthre une contraction permanente d'une plus ou moins grande partie de ce canal.

Pour l'auteur, les rétrécissements peuvent se présenter dans tous les points de l'urèthre, excepté dans sa portion prostatique ; mais, le plus fréquemment, on les rencontre dans la portion membraneuse, qui peut être affectée *en partie* ou *en totalité*. Le lieu où on les trouve le plus fréquemment après celui-ci, c'est à la partie antérieure du bulbe, et enfin dans la portion spongieuse, à 1 pouce en avant de celui-ci. D'après Harrisson, on trouve rarement plus de deux rétrécissements sur le même individu. Il admet qu'en général les rétrécissements sont dus à l'inflammation gonorrhéique de la muqueuse uréthrale ; il ajoute pourtant qu'une cause physique peut les produire, telle que des contusions du périnée, les solutions de continuité de l'urèthre, produites par des chutes sur le périnée, par des blessures de l'urèthre, etc.

Quand on examine l'urèthre pendant une gonorrhée qui date de longtemps, on trouve, en certains points, un gonflement en forme de nœud, gonflement qui prouve que le tissu spongieux a été infecté, et que le produit de l'inflammation, qu'on appelle exsudation fibrineuse, y a été épanché. Une des conséquences ordinaires de la gonorrhée qui a été mal traitée ou qui ne l'a pas été du tout est l'épaississement et l'hypertrophie du tissu cellulaire sous-muqueux, et de la muqueuse elle-même, et la conversion des cellules du tissu spongieux en une substance ou tissu blanc résistant et d'apparence calleuse. Cette transformation peut se présenter quelquefois dans toute la longueur de l'urèthre ; mais, le plus ordinairement, elle ne comprend que des portions isolées, qui correspondent aux points enflammés, et qui donnent naissance aux rétrécissements organiques de l'urèthre.

Ces coarctations, continue l'auteur, se présentent sous différentes formes : quelquefois elles ont plusieurs lignes de longueur, et sont formées par des couches épaissies et fibreuses, à surface lisse ; dans d'autres cas, leur surface est inégale, elles ont la forme d'un nœud ou bien celle d'un pli. Enfin, dans certains cas, les rétrécissements ont la forme d'un anneau qui entoure toute la circonférence du canal ; dans d'autres, ils ne comprennent qu'une plus ou moins grande partie de cette circonférence ; tantôt c'est une espèce de bride, tantôt une induration irrégulière, couverte par un pli de la muqueuse.

M. S.-R. Harrisson dit avoir examiné au microscope les tissus de deux rétrécissements que, pendant sa vie, le malade avait gardés longtemps ; c'étaient, dit-il, des types d'anatomie pathologique de cette lésion. L'un présentait une espèce de repli ou barrière dans l'intérieur du canal, semblable à un de ceux que désigne Hunter ; une petite portion de ce tissu, coupée dans la partie profonde du rétrécissement, et portée dans le champ du microscope, parut clairement composée de fibres très-denses, tandis que des morceaux, pris plus près des parois de l'urèthre, présentaient moins de densité. Les tissus de rétrécissement étaient analogues au tissu de cicatrice, consistant d'abord en une lymphe plastique épanchée, organisée plus tard, et finalement transformée en tissu fibreux.

S'il est vrai, dit Harrisson, qu'on ait eu, à l'autopsie, des ulcérations produites par la gonorrhée, on peut comprendre facilement qu'un petit point de la membrane muqueuse éraillé amène plus ou moins facilement l'irritation : celle-ci, par une action réflexe, s'étendra aux fibres musculaires sous-jacentes, qui, se contractant d'une façon anormale, gêneront le retour du sang veineux ; les muscles qui agissent pour produire ces phénomènes sont les compresseurs de l'urèthre, ou muscle de Wilson, et quelques fibres de l'élévateur de l'anus. Par la continuation de la contraction, il y a . une congestion veineuse. Dans cet état, comme l'a prouvé M. D.-R.

6

Warthon Jones, il y a accumulation des globules sanguins dans les vaisseaux affectés, globules qui, étant sans mouvement, se fixent aux parois des vaisseaux et prédisposent à l'inflammation. Ces changements organiques produisent peu à peu le rétrécissement. Il appelle l'attention des médecins sur ces deux points : d'un côté, la contraction musculaire, et, de l'autre, le ralentissement de la circulation veineuse. Il a la conviction que ces deux phénomènes influent matériellement sur le développement des rétrécissements organiques de l'urèthre.

L'examen microscopique que nous venons de signaler nous semble intéressant; quant à la théorie elle-même, elle est neuve, et c'est à l'expérience de la confirmer.

John Lizars, professeur d'Édimbourg, dans ses observations pratiques sur le traitement des rétrécissements de l'urèthre et des fistules au périnée, publiées en 1853, admet deux grandes classes dans le rétrécissement : les rétrécissements spasmodiques et les rétrécissements organiques. Il s'appuie surtout sur l'existence des fibres musculaires de l'urèthre, qu'il considère comme étant des fibres de la vie organique : ces fibres, en se contractant pour un moment seulement, donnent lieu au rétrécissement spasmodique; si la contraction se prolonge, c'est un commencement de rétrécissement organique.

Suivant lui, dans les points où il existe un rétrécissement spasmodique, il y a toujours eu une inflammation antérieure, et ce rétrécissement spasmodique, s'il n'est pas soigné, peut être le commencement d'un rétrécissement organique. Le spasmodique ne diffère de l'organique que par l'absence de lésions matérielles appréciables.

Le rétrécissement organique est celui dans lequel on observe une altération des parois du canal, altération qui est la conséquence de l'inflammation, et qui consiste en un épaississement et une diminution d'élasticité des tissus affectés; de sorte qu'au point malade le canal ne peut conserver son diamètre normal. Cette altération organique se présente soit dans la membrane muqueuse de l'urèthre, soit dans les autres tissus seulement, soit tous les tissus à la fois.

L'auteur s'occupe ensuite des rétrécissements constitués par un repli de la membrane muqueuse, repli qui, dit-il, peut être longitudinal ou transversal. Dans le second cas, il peut occuper toute la circonférence de l'urèthre, ou seulement une plus ou moins grande section ; l'orifice qui se trouve formé par le bord interne de ce repli, espèce de diaphragme uréthral, peut être tourné en haut, en bas, ou sur les côtés.

M. S.-R. Robert Wade, professeur d'anatomie pathologique au dispensaire de Westminster, dans un traité sur les rétrécissements de l'urèthre, publié en 1853, divise les rétrécissements, au point de vue de la pratique, de la manière suivante : 1° rétrécissements dilatables, 2° rétrécissements chroniques simples, 3° rétrécissements infranchissables, 4° rétrécissements irritables, 5° inflammatoires, 6° avec disposition au resserrement, 7° spasmodiques, 8° par lésions mécaniques internes ou externes, 9° par ulcération du méat urinaire.

Les rétrécissements dilatables sont ceux dans lesquels l'élasticité de l'urèthre se trouve légèrement altérée dans un de ses points, par suite d'un travail inflammatoire et d'un léger épanchement de lymphe plastique dans son tissu ; cette altération n'est pas assez considérable pour empêcher la dilatation.

Les rétrécissements simplements chroniques offrent, outre les altérations du premier genre, portées à un degré plus avancé, l'épaississement des parois au siége de l'affection ; ces rétrécissements sont donc plus difficiles à guérir.

Les rétrécissements infranchissables sont ceux qu'on ne peut traverser avec les instruments ordinaires ; l'obstruction peut être si complète que le cours de l'urine soit entièrement interrompu. Cette dernière circonstance se présente rarement ; mais on observe, en général, un léger suintement d'urine ou un jet formé par un tout petit filet.

Les rétrécissements irritables sont ceux dans lesquels la sensibilité de l'urèthre, au point rétréci, est très-exaltée, tant par le contact de l'urine que par celui des instruments employés pour le cathétérisme. L'auteur fait observer qu'ils se trouvent surtout chez les personnes qui offrent des lésions du côté des organes digestifs ou qui ont séjourné pendant longtemps dans les climats chauds, ou chez ceux qui ont abusé de la table ou de tout ce qui excite le système nerveux. Dans ces rétrécissements, on observe une action spasmodique ou une congestion du tissu spongieux environnant, qui peut causer, par son gonflement, une occlusion momentanée du canal.

Les rétrécissements inflammatoires sont produits par une inflammation aiguë d'une partie de l'urèthre, due à la blennorrhagie ou à une cause traumatique.

Les rétrécissements avec une disposition marquée à la contraction sont cette espèce particulière qui permet l'introduction d'une sonde, même de fort calibre, mais qui, aussitôt l'instrument retiré, reviennent à leur premier point de contraction; ils sont généralement d'une densité assez grande, assez étendus, et doivent être traités, suivant M. S.-R. Wade, par la méthode des sondes à demeure.

Quant aux rétrécissements spasmodiques, ils doivent se borner, pour l'auteur, aux points où les muscles qui environnent la portion bulbeuse et membraneuse peuvent donner lieu à des contractions involontaires. Quelques auteurs, dit-il, admettent ces rétrécissements dans d'autres points de l'urèthre, en s'appuyant sur l'existence des fibres musculaires découvertes par Hancock et Kolliker. Mais M. S.-R. Wade ne se résout pas à admettre que ces fibres soient assez puissantes pour exercer sur le bout de la sonde cette sensation de résistance spasmodique qu'on observe néanmoins en avant des régions qui sont occupées par les muscles, c'est-à-dire au-devant de la région bulbo-membraneuse. La résistance que l'on trouve hors de ces régions doit être attribuée plutôt à un état de congestion momentanée dans un point où l'urèthre serait très-irritable, les fibres musculaires d'Hancock ne jouant qu'un rôle très-secondaire, et bornant leur effet à cette sensation de succion que l'on éprouve quand on passe une sonde dans le canal d'un individu sain, mais nerveux. L'auteur admet encore, dans les rétrécissements permanents, une complication spasmodique, ce qui fait qu'il forme un nouveau genre, qu'il appelle rétrécissements mixtes.

Pour les rétrécissements par causes traumatiques, soit internes, soit externes, on trouve, dans un premier chapitre, les lésions provenant d'introductions maladroites de bougies, de l'extraction de calculs par la lithotritie, et, en général, de tout ce qui peut léser l'urèthre de dedans en dehors ; dans un second chapitre, sont signalés les contusions ou les blessures du périnée, la fracture des os du bassin, et, en général, tout ce qui peut léser l'urèthre de dehors en dedans.

Les rétrécissements par ulcération du méat urinaire sont produits par la cicatrisation d'une ulcération syphilitique, qui peut rétrécir le méat au point de ne plus permettre l'introduction d'une sonde du plus petit calibre.

Dans un ouvrage intitué *Pathologie et traitement rationnel des rétrécissements de l'urèthre*, publié à Londres en 1854, M. S.-R. Courtenay, membre du Collége royal des chirurgiens de Londres, établit que les rétrécissements organiques ont pour cause, aussi bien que les rétrécissements spasmodiques, soit une inflammation, soit une sensibilité morbide de l'urèthre. Les coarctations par la dernière cause sont ordinairement temporaires, et presque jamais accompagnées d'altérations organiques ; tandis que les coarctations dues à la première cause, c'est-à-dire à l'inflammation, présentent toujours des altérations organiques, quand cette inflammation a été de longue durée.

L'auteur prétend que l'inflammation de la membrane muqueuse de l'urèthre, et par conséquent la chaudepisse, est la cause première des rétrécissements de cet organe. Pour lui, ces rétrécissements peuvent être la conséquence immédiate de l'inflammation, ou bien peuvent se manifester plus ou moins longtemps après celle-ci, ou même quand l'inflammation passe sans être aperçue du malade.

Après avoir considéré la cause des rétrécissements organiques de l'urèthre, il examine la division qu'on a faite des rétrécissements de cet organe en cordiformes, rubaniformes et irréguliers. Les premiers correspondent aux rétrécissements en brides de Ch. Bell; les seconds, comme leur nom l'indique, sont des rétrécissements d'une plus grande étendue, soit que l'inflammation première ait été plus aiguë et plus étendue, soit que l'affection ait augmenté peu à peu. Les rétrécissements irréguliers, continue l'auteur, sont, comme ces derniers, le résultat de plusieurs inflammations qui, au lieu de se confondre en un seul point, comme dans les rétrécissements en ruban, restent séparées dans divers points de l'urèthre, et forment des indurations multiples séparées par des endroits tout à fait sains ou légèrement contractés. A cette division, M. S.-R. Courtenay dit qu'on pourrait ajouter celle de quelques auteurs, qui subdivisent tous les rétrécissements précédents en deux genres, qui sont : ceux qu'on peut franchir avec les instruments, et ceux qui sont infranchissables.

Quant à la division que quelques auteurs ont faite des coarctations en inflammatoires, irritables et saignantes, l'auteur prétend que ce sont plutôt différents degrés d'un seul rétrécissement que des espèces différentes.

Pour ce qui est du siége des rétrécissements, il dit que le point où on les rencontre le plus souvent, c'est à la réunion des portions membraneuse et spongieuse, au-dessus du bulbe, qu'ils peuvent se présenter un peu plus en avant ou en arrière, mais qu'on les observe plus fréquemment en avant. Quant aux rétrécissements de la portion prostatique, il ne peut pas assurer qu'ils n'existent pas, mais ils sont excessivement rares, et on a souvent pris des affections différentes de la prostate pour un rétrécissement de la portion prostatique.

Après avoir considéré les rétrécissements produits par l'inflammation de la muqueuse uréthrale, il s'occupe de ceux qui sont la conséquence d'une cause traumatique : il les divise en rétrécissements produits par une lésion agissant de dehors en dedans ou bien de dedans en dehors. Pour ce qui regarde les lésions de dedans en dehors, il admet, comme cause la plus commune, l'introduction maladroite des bougies; pour celles de dehors en dedans, les coups portés au périnée, ou toute autre cause traumatique qui, agissant dans ce sens, déchire l'urèthre et donne lieu à une cicatrisation. Ce genre de rétrécissement est très-opiniâtre, et plus difficile à guérir que les rétrécissements organiques proprement dits.

James Syme, professeur de clinique chirurgicale à l'Université d'Édimbourg, a publié en 1855 sa seconde édition *des Rétrécissements de l'urèthre et des fistules du périnée.* Il divise les rétrécissements en *imaginaires, légers, confirmés, irritables* et *contractiles.* Les imaginaires n'existent que dans l'imagination des malades, qui, présentant des symptômes d'autres lésions qui simulent le rétrécissement, se croient atteints de cette dernière maladie; par rétrécissements légers, il entend ceux qui cèdent facilement à la dilatation. Les rétrécissements confirmés sont ceux que les auteurs appellent *organiques;* ils ont pour caractère de se produire lentement, et dans quelques cas sans que les malades s'en aperçoivent. Quant aux rétrécissements irritables et contractiles, il ne fait que les signaler. Dans le reste de son mémoire, l'auteur s'occupe exclusivement de faire connaître son procédé d'opération des rétrécissements de dehors en dedans.

Les principaux auteurs français et anglais qui se sont occupés des rétrécissements de l'urèthre ayant été passés en revue, nous allons faire connaître ce que nos propres observations nous ont appris.

———

Le mot *rétrécissement,* dans le langage chirurgical, signifie obstruction morbide d'un canal de l'économie, obstruction qui peut être de nature passagère, c'est-à-dire résulter d'une contraction musculaire, ou bien persistante, c'est-à-dire provenant d'une altération des tissus au point affecté.

L'urèthre présente ces deux sortes de rétrécissements : le premier se nomme *rétrécissement spasmodique,* et le second, *rétrécissement organique;* mais, en outre de ces rétrécissements, qui sont pour nous les seuls vrais, il peut arriver que des tumeurs ou d'autres causes situées en dehors du canal mettent obstacle à l'écoulement de l'urine, en diminuant le calibre du canal. Comme le sujet de notre thèse est l'anatomie pathologique, nous nous occuperons seulement des rétrécissements organiques.

Le canal de l'urèthre peut être rétréci par une espèce d'anneau qui résulte lui-même d'un repli de la membrane muqueuse; ce pli a, dans quelques cas, une forme circulaire, avec un centre correspondant à celui du canal, et une circonférence adhérente aux parois. Nous en avons un bel exemple dans une planche de notre collation, et dont nous citons l'observation au n° 2537; seulement nous ferons remarquer aussi que ce repli peut se présenter sur une partie de la circonférence de l'urèthre, soit en haut, en bas, ou sur les côtés, et n'obstruer qu'un segment du canal. De semblables replis sont quelquefois obliques, au lieu d'être directement transversaux; deux ou trois peuvent aboutir à un seul point, et rendre ainsi la membrane muqueuse irrégulière et comme bosselée.

Dans d'autres cas, l'urèthre a la même apparence, à l'intérieur du canal, que si on l'avait fortement serré avec une corde, de façon à former un bourrelet interne, qui constitue lui-même le rétrécissement; c'est ce que quelques auteurs ont appelé *rétrécissement annulaire.* Notre collection en renferme un exemple, qui a été tiré du musée Hunter, et dont l'observation se trouve au n° 2529.

*Rétrécissements formés par des brides* Cette espèce de rétrécissement, très-connue des auteurs, et décrite pour la première fois par Ch Bell, a été expliquée de différentes manières. Quelques-uns l'attribuent à l'épanchement et à la coagulation de la lymphe plastique dans l'urèthre; d'autres l'ont regardée comme résultant des efforts du cathétérisme. Quelle que soit l'explication qu'on en donne, le fait est que ces brides existent; nous en donnons le plus bel exemple dans notre planche I, dont le dessin a été pris par nous-même sur une pièce du musée Saint-Bartholomé, à Londres. A 2 pouces en avant du bulbe, et jusqu'à la prostate, se trouvent des brides plates et étroites, ayant chacune une longueur d'un demi-centimètre à 1 centimètre et demi : quelques-unes sont accolées entièrement aux parois du canal; mais la plupart ont une de leurs extrémités fixée au côté gauche, et l'autre au côté droit de l'urèthre, se dirigeant tantôt obliquement, tantôt dans le sens même du diamètre; les plus obliques sont les plus rapprochées de la vessie. Il y en a en tout une dizaine.

Dans quelques cas rares, on trouve à certains points de l'urèthre des marques évidentes de cicatrice, ayant l'apparence d'un tissu induré, et entourées d'une muqueuse plissée, dont les replis forment des espèces de rayons; le point le plus contracté correspond à la perte de substance causée par l'ulcération primitive : c'est là le rétrécissement par suite de tissu cicatriciel, de quelques auteurs.

Souvent les rétrécissements ont une étendue considérable, le canal se trouvant assez également rétréci dans toute cette étendue, avec des parois épaissies dans une longueur qui peut aller à plusieurs pouces. Dans ces cas-là, l'induration gagne les tissus environnants, envahit quelquefois toute la substance du corps caverneux, et donne lieu aux rétrécissements les plus rebelles et les moins dilatables; d'autres fois l'urèthre est irrégulièrement rétréci dans preque toute sa longueur, ainsi qu'on peut le voir d'après la planche IV, dont nous avons pris le dessin au musée Hunter. L'urèthre a ses parois si épaissies et si irrégulières, qu'il est rétréci dans toute sa longueur, excepté dans la portion prostatique et immédiatement en arrière du méat urinaire, où il est au contraire dilaté; le rétrécissement n'a pas moins d'un décimètre de longueur. Dans la portion membraneuse, et même dans une partie de la prostatique, les parois de l'urèthre ont été détruites par le travail de l'ulcération; dans toute la longueur du canal, les tissus sous-muqueux sont épaissis et augmentés de densité.

7

*Nombre des rétrécissements.* En examinant les auteurs, nous avons remarqué qu'ils varient à propos du nombre des rétrécissements qu'on trouve dans un même urèthre : ainsi Hunter cite un cas où il y avait 6 rétrécissements ; Lallemand cite un cas de 7 ; Colot, un de 8 ; Ducamp prétend qu'il y en a rarement plus de 2, mais qu'il a vu des cas de 4 ou 5 ; Boyer n'en admettait pas plus de 3 ; M. Leroy d'Étiolles dit en avoir vu 11 chez un jeune Sicilien, mais ce dernier compte d'après le cathétérisme et non pas d'après l'autopsie. De l'aveu de cet auteur, ces rétrécissements se trouvaient pour la plupart dans la portion spongieuse, séparés les uns des autres par une distance de 2 lignes et quart. Pour nous c'était une série de contractions irrégulières d'un même rétrécissement plutôt qu'autant de différents rétrécissements ; nos propres recherches, basées, comme on le voit d'après notre thèse, sur un grand nombre de faits, ne nous permettent pas d'admettre un aussi grand nombre de rétrécissements dans un seul urèthre : 3 et tout au plus 4 rétrécissements distincts, tel est ce que nous avons trouvé. On a cité quelques exemples d'urèthres rétrécis du méat urinaire à la portion membraneuse ; ce ne sont pas des preuves de rétrécissements aussi multiples, mais bien un épaississement général et irrégulier du canal.

Maintenant voyons quels sont les éléments essentiellement pathologiques du rétrécissement organique, et dans quels tissus se trouvent ces altérations ; nous croyons qu'il y a avantage à traiter en même temps ces deux questions. Le premier effet de l'inflammation sur la membrane muqueuse consiste dans une tuméfaction ou épaississement causé par l'engorgement des vaisseaux ; puis on observe, dans la trame même de la membrane, une exsudation albumineuse qui s'étend aux tissus environnants, qu'elle rend œdémateux. Toute cette matière se résorbe assez vite dans des conditions favorables, c'est-à-dire dans les rétrécissements inflammatoires qui se terminent par résolution ; mais, quand l'état morbide persiste, on voit s'épancher de la lymphe plastique en plus ou moins grande abondance, dans laquelle apparaissent bientôt des noyaux fibro-plastiques. Nous devons dire que nous entendons par lymphe plastique un liquide morbide dans lequel on voit apparaître des noyaux et des corps fusiformes qui se développent bientôt chacun en une ou plusieurs fibres. Ce fait a été observé aussi par M. Robin. Le résultat définitif de ce travail consiste dans la formation d'un tissu fibreux autour du canal, assez solide, et qui fait adhérer intimement la membrane muqueuse aux tissus sous-jacents, dont il infiltre les mailles en intéressant même les cellules du corps caverneux.

Un travail inflammatoire qui s'est prolongé peut envahir toute l'épaisseur du corps caverneux, le rendre dense, résistant, dans une grande étendue. Ch. Bell cite une de ses préparations dans laquelle la partie rétrécie était aussi dure que du bois ; on trouve cette préparation au musée du Collége des chirurgiens d'Édimbourg.

Quand, à l'autopsie, on ouvre un urèthre rétréci, on remarque que la structure du rétrécissement n'est pas toujours la même ; elle peut être limitée à la muqueuse de l'urèthre, et, dans ce cas, il y a une simple hypertrophie de cette membrane aussi bien que des faisceaux de fibres élastiques sous-jacents. Cet état de chose peut être regardé comme une forme de rétrécissement primitif et élémentaire, rétrécissement qui disparaît ordinairement après la section, ne laissant d'autre trace de sa présence qu'une ou deux lignes blanchâtres. On n'observe pas de rougeur particulière de la membrane formée par la congestion des vaisseaux ; cependant on est en droit de croire qu'elle existe pendant la vie, mais disparaît après la mort. Ordinairement la membrane muqueuse est opaque et dépolie, épaissie, indurée, et pleine d'inégalités. En opérant la section du rétrécissement, on ne trouve aucun des tissus sous-jacents qui soit altéré, mais on observe toujours qu'il y a une adhérence entre eux et la membrane muqueuse.

Dans plusieurs cas graves, les mailles du tissu cellulaire sous-muqueux sont remplies d'un dépôt de matière amorphe finement granuleuse, dont la présence détruit son élasticité et sa mobilité, intéresse les fibres musculaires non soumises à la volonté, les fait dégénérer, et s'étend aux parois du corps caverneux. Dans les cas les plus fâcheux, ce dépôt se solidifie et constitue ainsi cette masse dure et résistante que nous avons décrite plus haut ; cette consistance est quelquefois appréciable au toucher, quand, par un examen extérieur de l'urèthre pendant la vie, on reconnaît comme une masse nodulaire qui se trouve à l'endroit du rétrécissement, et dont la résistance donne la sensation d'une production cartilagineuse.

En examinant au microscope cette matière amorphe, qui constitue le dépôt interstitiel, on constate la même structure que dans l'infiltration produite par un travail inflammatoire ; cette infiltration contribue à former un tissu que nous avons déjà décrit, qui se durcit et devient très-dense avec le temps, mais qui n'a pas de tendance à dégénérer spontanément. Malgré ses nombreuses recherches, M. Thompson n'a pas trouvé dans ce tissu de fibres jaunes élastiques, et il est porté à croire qu'il ne s'y en forme pas, quoiqu'on les trouve sous la membrane muqueuse, où elles constituent un des éléments normaux.

Les propriétés rétractiles de ces produits inflammatoires sont trop bien connues pour qu'on s'y appesantisse davantage ; il nous suffira de dire que, dans le foie, c'est ce dépôt interstitiel qui produit la cirrhose. On trouve la même structure, quoique avec des circonstances différentes, dans les cicatrices consécutives à des brûlures, et dont la tendance rétractile est connue de tout le monde.

Le mécanisme de la rétraction des cicatrices et des rétrécissements est décrit ainsi qu'il suit par M. Robin. La matière amorphe interposée aux fibres du tissu nouveau, et les maintenant écartées, diminue de quantité et se résorbe peu à peu. Cette disparition graduelle de la matière amorphe s'opère molécule à molécule comme tous les phénomènes de ce genre, et elle offre toute l'énergie que présentent ces phénomènes moléculaires malgré leur lenteur. De cette disparition de la substance interposée aux fibres, résulte le rapprochement de celles-ci, et par suite la diminution d'étendue de la masse qu'elles forment, la diminution de l'intervalle qui séparait les portions de tissu sain en continuité de substance avec elle. Ainsi ce phénomène n'a rien de comparable à la contraction des tissus

musculaires; il n'est point dû au raccourcissement de fibres quel-
conques; il est mécanique en quelque sorte, et offre dans son énergie, sa continuité, sa résistance aux obstacles qu'on lui oppose, tous
les caractères de fatalité propres aux phénomènes moléculaires.

Mais l'urèthre ne paraît pas toujours subir une diminution des
diamètre par les seules causes que nous avons indiquées; dans quelques cas, une exsudation déposée à sa surface donne lieu à son occlusion partielle ou complète : ce sont là des cas rares, et tous les
auteurs ne les admettent pas. Rokitanski en parle en ces termes :
« Dans des cas rares, nous trouvons des fausses membranes primi-
tives sur la muqueuse de l'urèthre, fausses membranes qui sont
formées par une exsudation circonscrite, en rapport avec l'intensité du travail, et semblables à celles que l'on observe dans le
croup chez les enfants. » Cette comparaison n'est certainement
pas exacte. M. Hancok prétend en avoir rencontré plusieurs cas,
et il les croit plus fréquents qu'on ne l'admet généralement; il
les décrit comme de fausses membranes minces, qui présentent les
caractères du tissu cellulaire, et sont intimement adhérentes à la
surface de la muqueuse, dans une étendue d'environ 1 pouce, mais
exigeant d'autres fois le secours du microscope pour les constater.
Il parle en outre de trois cas dans lesquels la partie postérieure de
ce dépôt était flottante; il explique ce phénomène par la pression et
une sorte de macération occasionnées par l'urine, de manière à
constituer une espèce de valvule semi-lunaire, dont le bord libre
était tourné vers la vessie : ce serait un obstacle purement mécanique qui s'opposerait, comme il est facile de le concevoir, à l'écoulement de l'urine, et qui aurait d'autant plus d'action que la pression serait plus grande.

Ce mécanisme pourrait se comprendre jusqu'à un certain point,
d'après la pièce n° 2402[10] du musée de Guy, à Londres, et une
autre du musée Dupuytren, portant le nom de Breschet ; de même
au musée du Collége des chirurgiens d'Édimbourg, il y a une pièce
analogue, portant le n° 2160, et qui est tirée de la collection de
C. Bell ; mais, d'après toutes ces préparations, la lésion nous semble

être plutôt le résultat d'une lacune dilatée que celui de fausses membranes. Le seul cas qui, pour nous, prouve l'existence des fausses membranes dans l'urèthre, c'est celui que nous avons observé à la préparation 2091[80] du musée de Guy, à Londres; ces fausses membranes sont la suite d'une inflammation intense de l'urèthre.

C. Bell admet la formation de dépôts à la surface de l'urèthre, comme résultat de l'inflammation causée par le rétrécissement; il fait remarquer que les rétrécissements non-seulement augmentent par l'inflammation, mais qu'ils offrent comme un obstacle mécanique à la lymphe coagulable qui se dépose derrière eux, et il prétend qu'elle s'y solidifie par des inflammations successives. C'est ce que nous avons fréquemment observé dans les rétrécissements anciens, où cette couche de lymphe plastique est évidente et en grande abondance dans la partie dilatée de l'urèthre, en arrière du rétrécissement. Mais ces dépôts, suite d'une inflammation chronique, ne doivent pas être confondus avec ceux qui sont le résultat d'une inflammation aiguë, et que nous regardons comme excessivement rares. Rokitanski nous donne des premiers une observation si claire, en parlant de l'inflammation des muqueuses en général, que nous croyons devoir copier ses propres expressions : « L'inflammation chronique, dit-il, laisse toujours une tuméfaction permanente ou hypertrophie de la membrane muqueuse, et une supersécrétion, une mucosité blanc grisâtre et laiteuse, transparente et filante, qui peut être ou non accompagnée d'une formation anormale d'épithélium. Il peut arriver que l'épithélium soit rapidement éliminé, en laissant derrière lui la muqueuse à nu et comme excoriée; ou bien il peut s'accumuler partout, ou sur des parties limitées de la muqueuse, et former ainsi comme des couches laminées, d'épaisseurs différentes, occupant la membrane muqueuse en partie ou en totalité. »

*Des différérents degrés de rétrécissement.* Ordinairement le degré de rétrécissement est proportionné à la durée de la maladie et à l'étendue de l'action inflammatoire sur les tissus environnants, au sein desquels elle occasionne des dépôts successifs ; mais la gravité des symptômes, et la gêne dans l'émission de l'urine, ne sont pas toujours en harmonie avec le diamètre du rétrécissement. Quelque rétréci que soit le canal de l'urèthre, il laisse toujours passer un mince filet ou quelques gouttes d'urine ; mais on comprend facilement que, quand le canal est réduit au diamètre d'une épingle, la plus petite cause produise une occlusion complète. Ainsi une légère tuméfaction des parois, un flocon de mucus épaissi, un léger dépôt fibrineux, suffisent alors pour obstruer complétement le canal. Les oblitérations complètes de l'urèthre, dues à une soudure des parois, sont excessivement rares, et il y a des auteurs qui ne les admettent que lorsqu'il existe en même temps des trajets fistuleux derrière l'oblitération, ou bien quand elles sont dues à une cause traumatique. Cependant notre planche II fournit l'exemple d'une oblitération complète de l'urèthre sans fistule, mais avec une fausse route ; la sonde, ne pouvant franchir le canal dans le point oblitéré, s'est frayé une fausse route.

M. Thompson dit avoir rencontré une fois, à l'autopsie, un rétrécissement infranchissable : après avoir ouvert l'urèthre jusqu'au rétrécissement, il lui fut impossible de faire passer une soie de sanglier ou le stylet le plus mince ; mais, derrière le point rétréci, il existait une fistule urinaire. Actuellement cette préparation se trouve dans la collection particulière d'un médecin de Londres, et les musées de la même ville renferment trois ou quatre cas analogues à celui-ci.

ALTÉRATIONS ANATOMO-PATHOLOGIQUES, SUITES DE RÉTRÉCISSEMENTS.

Après avoir étudié la pathogénie de l'obstruction organique de l'urèthre, nous devons nous occuper des différentes altérations qui résultent des rétrécissements dans l'appareil génito-urinaire.

Un des premiers résultats des rétrécissements organiques de l'urèthre est l'hypertrophie de la vessie, proportionnée à l'effort nécessaire pour surmonter l'obstacle au passage de l'urine. Il faut dire cependant qu'avant d'être hypertrophiée, la vessie est simplement dilatée : en effet, les efforts de cet organe étant insuffisants pour la miction, il est bien forcé de s'hypertrophier; mais, avant d'en arriver là, il souffre une dilatation mécanique, due à la pression de l'urine contre ses parois. Seulement bientôt les fibres musculaires et toutes les parois de la vessie sont épaissies; les fibres prennent la forme de colonnes, s'entrelacent dans toutes les directions, et la face interne de la vessie offre une ressemblance frappante avec celle des oreillettes et des ventricules du cœur.

Il est difficile d'assigner des limites à cette altération. Dans beaucoup de préparations, on voit des vessies dont les parois ont jusqu'à près d'un pouce d'épaisseur, et cette épaisseur est due en grande partie à l'hypertrophie des fibres musculaires, quoique le tissu aréolaire qui les unit, de même que la membrane muqueuse, aient subi la même transformation. Entre les faisceaux formés par les fibres, il y a de petites dépressions revêtues de la membrane muqueuse, et qui, par suite de la pression occasionnée par l'urine, finissent par former à la longue des cavités assez considérables. Il peut même arriver qu'une seule de ces cavités éprouve, avec le temps, une dilatation assez considérable pour former à l'urine un réceptacle aussi grand que la vessie primitive. M. Thompson cite un cas dans lequel on soulageait un malade atteint de rétention d'urine, en le ponctionnant par le rectum, quoiqu'il s'écoulât très-peu d'urine. Le malade étant mort quelques heures après, il découvrit à l'autopsie un de ces kystes encore plein d'urine, et d'une capacité bien plus grande que celle de la vessie elle-même. Ces espèces de vessies secondaires sont en général à parois plus minces que la vessie primitive, et composées de la membrane muqueuse, sur laquelle se trouvent étalées quelques fibres musculaires, et du tissu aréolaire. Cette disposition est la cause de la rupture de ces kystes, rupture que l'on a quelquefois observée, et dont les suites sont nécessairement funestes. Un cas de ce genre se trouve dans une préparation portant le n° 21, au musée Saint-Georges, à Londres.

Il n'est pas rare de trouver dans ces poches des amas de matières calculeuses, formant des calculs enkystés qui ont souvent induit en erreur les chirurgiens qui s'occupaient de lithotritie. On trouve en même temps des altérations dans la nature aussi bien que dans la forme de la membrane muqueuse ; ainsi on constate à l'autopsie qu'elle est épaissie, offrant une sensation veloutée, pulpeuse, d'un rouge foncé ou sale, au lieu d'être rosée, comme à l'état normal. Des points congestionnés sont disséminés à sa surface ; dans les autres endroits, on la trouve ramollie ; des dépôts de lymphe plastique résultant de l'inflammation adhèrent à toute la surface ou à quelques parties seulement, et forment des éminences d'épaisseur différente. A l'autopsie des sujets ouverts par suite d'infiltration d'urine, on trouve, dans les cas les plus graves, des portions de membrane muqueuse gangrenées et présentant un aspect noirâtre. Plus généralement, et après des rétrécissements qui ont duré longtemps, toute la muqueuse présente un aspect gris sale, signe d'une inflammation chronique ; souvent une couche de mucus épais, filant, fortement coloré, adhère à sa surface, et se trouve mélangée à des fragments très-fins de matière calculeuse.

*Hypertrophie concentrique de la vessie.* La capacité de la vessie peut être plus ou moins diminuée; d'après un grand nombre de préparations, nous avons vu qu'une demi-once ou une once de liquide suffisait pour remplir cet organe. Dans ces cas, il est facile de constater que la vessie, pendant la vie, était très-irritable ; c'est au point que pendant longtemps l'urine était excrétée aussitôt qu'elle entrait dans la vessie, et cet organe, nullement distendu pendant sa présence, a fini par diminuer de capacité. En même temps, les contractions répétées pour expulser l'urine amènent comme résultat l'hypertrophie des parois.

*Dilatation de la vessie.* Quand la miction est très-difficile, mais que la présence de l'urine n'irrite pas la vessie, celle-ci, permettant

8

au liquide de s'accumuler dans son réservoir, se trouve comprimée d'une façon permanente et finit par se distendre. On remarque, dans cette circonstance, qu'il y a hypertrophie en même temps que dilatation des parois, ce qui est exactement une hypertrophie excentrique de la vessie. Ces lésions se rencontrent surtout chez les personnes qui ont des rétentions d'urine par suite de l'hypertrophie de la prostate.

*Dilatation des uretères.* La dilatation ne se borne pas à la vessie ; l'embouchure des uretères se trouve bientôt distendue, et peu à peu ces petits tubes, qui, à l'état normal, ont le diamètre d'une plume à écrire, finissent par s'agrandir au point de former des réservoirs supplémentaires pour la sécrétion des reins. Cette dilatation des uretères peut aller jusqu'à 1 pouce ; dans quelques cas rares, on les a trouvé d'un diamètre double, et présentant des flexuosités comme l'intestin. Les parois sont aussi augmentées d'épaisseur, mais ce n'est pas constant.

*Dilatation des calices et des bassinets.* Ils peuvent être dilatés à un haut degré ; peu à peu les tubes sont effacés, et les calices, distendus par la présence du liquide, forment avec le bassinet un réceptacle d'une assez grande étendue. M. Thompson cite un cas où la cavité, ainsi formée, était assez spacieuse pour contenir 20 onces d'urine ; il est rare de rencontrer autant de ce liquide, mais assez fréquent d'en rencontrer le tiers.

*Atrophie des reins.* La pression que le rein éprouve de cette façon réagit tôt ou tard sur sa substance propre, et on observe une atrophie consécutive ; le rein diminue insensiblement d'épaisseur au point de ne plus représenter qu'une espèce de sac membraneux.

*Dilatation de l'urèthre.* Une suite de la même pression est la dilatation du canal de l'urèthre en arrière du rétrécissement, phénomène que l'on constate toujours dans les rétrécissements anciens. Cette dilatation se présente à divers degrés : ainsi souvent on peut facilement introduire l'index, ou du moins le petit doigt, dans le canal, depuis la vessie jusqu'au rétrécissement ; quelquefois la dilatation est encore plus grande. Brodie rapporte l'observation d'un malade chez lequel la portion postérieure du canal de l'urèthre était si dilatée, qu'avant d'uriner il se formait au périnée une tumeur du volume d'une petite orange, tumeur qui laissait percevoir une fluctuation manifeste. Parmi les observations que nous avons recueillies à l'hôpital de Guy, à Londres, il se trouve celle d'un malade affecté de rétrécissement, et présentant aussi une tumeur au périnée ; chaque fois qu'il voulait uriner, mais un peu avant, il comprimait la tumeur et facilitait ainsi l'émission de l'urine. On reconnut, à l'autopsie, que l'endroit de la dilatation était la portion prostatique ; c'est, du reste, la portion de l'urèthre qui est le plus facilement dilatable, et qu'on trouve toujours plus dilatée que les autres, ce qui explique en même temps la disparition du verumontanum, que l'on observe toutes les fois qu'il y a une dilatation un peu considérable en arrière du rétrécissement.

La dilatation affecte toutes les ouvertures naturelles qui existent dans l'urèthre, comme les lacunes, une partie des cryptes glandulaires, les conduits prostatiques et éjaculateurs, que l'on a trouvés dilatés à un degré considérable. Les premières surtout forment, auprès du rétrécissement, des culs-de-sac dans lesquels on engage quelquefois le bec de la sonde ; on les constate presque toujours sur la paroi inférieure de l'urèthre, et quelquefois elles sont remplies par un dépôt calcaire. De même, les deux cavités ovoïdes qui se trouvent de chaque côté du verumontanum sont souvent très-élargies et donnent au verumontanum une apparence d'hypertrophie extraordinaire, tandis que les intervalles qui séparent les ouvertures dilatées des conduits prostatiques offrent l'aspect de brides fibreuses étroites, entrelacées de façon à former comme un réseau dans lequel vient s'engager l'extrémité des instruments, sans qu'il soit possible de constater en ces points aucun rétrécissement. On voit même quelquefois les conduits séminifères dilatés, et quelquefois, mais plus rarement, la dilatation des vésicules séminales. Nous avons vu nous-même au musée Hunter, comme nous le rapportons à l'observation 2572, un rétrécissement en avant duquel on avait fait une fausse route ; la sonde, après avoir traversé les parois de l'urèthre, était allée s'engager dans une vésicule séminale, où son extrémité était aussi libre que dans un organe creux. Quand les rétrécissements sont multiples, le canal est quelquefois dilaté légèrement dans l'intervalle qui les sépare ; on voit enfin que l'urèthre présente un plus petit diamètre en avant du rétrécissement. Cette diminution du calibre peut trouver son explication dans la pression moindre du jet de l'urine contre les parois ; du reste, ces cas ne sont pas très-fréquents.

*Ulcérations derrière le rétrécissement.* Tels sont les effets mécaniques produits par la pression de l'urine sur les différents points de l'appareil génito-urinaire. Outre la dilatation dont nous venons de parler, il est une autre conséquence des rétrécissements, l'ulcération de la membrane muqueuse ; les tissus sous-jacents eux-mêmes sont ulcérés à leur tour. La muqueuse de l'urèthre située immédiatement en arrière du rétrécissement devient d'abord le siége d'une inflammation chronique, qui se propage ensuite aux tissus sous-jacents. La sécrétion normale est mélangée de pus, et la membrane muqueuse est bientôt dénudée de sa couche épithéliale. A l'autopsie, on constate que la muqueuse, dans le lieu même du rétrécissement, est épaissie et d'un blanc opaque, tandis que celle qui est située en arrière est très-amincie et injectée. Une fois que l'ulcération est commencée, elle se trouve dans des conditions très-défavorables de guérison ; elle s'étend en surface et en profondeur, et donne lieu à des excavations anfractueuses que nous avons rencontrées dans plusieurs pièces des musées de Londres. Le travail de l'ulcération peut même gagner le rétrécissement et le détruire, de sorte que ce serait en quelque sorte un moyen de guérison, mais malheureusement qui arrive trop tard, et dont les conséquences sont funestes. Parmi les dessins de notre collection, il en est un qui prouve clairement que l'ulcération, loin de produire un rétrécissement, le détruit, comme nous en citons quelques exemples dans nos observations. Brodie en rapporte qui sont tirés de sa propre pratique.

L'ulcération explique aussi une des manières dont se produit l'infiltration urineuse. Le liquide pénètre d'abord en petite quantité dans les tissus sous-jacents, par le point ulcéré ; il y forme de petits dépôts entourés d'une légère couche de lymphe plastique, mais qui s'agrandissent peu à peu, envahissent les tissus adjacents, et finissent par s'ouvrir dans le périnée, de sorte qu'une plus ou moins grande quantité d'urine s'écoule par ces ouvertures, à chaque émission. Ainsi s'établit une fistule urinaire de plus en plus complète, et qui devient un passage secondaire pour l'urine : c'est quelquefois la manière dont se forment les fistules du périnée. Dans d'autres cas, il se produit des abcès dans le voisinage de l'urèthre, sans lésions antérieures des parois uréthrales, de même qu'il s'en rencontre dans les tissus environnant le rectum, sans communiquer avec la cavité de cet organe. Deux ou trois jours après l'ouverture de ces abcès, on voit suinter quelques gouttes d'urine, dont la quantité est plus considérable si le rétrécissement n'est pas dilaté. S'il avait existé de prime abord une communication entre l'urèthre et l'abcès, l'urine aurait passé par ce dernier immédiatement après son ouverture ; mais on observe aussi des abcès qui, s'ouvrant dans le canal, en élargissent la capacité. Si l'on ouvre ces abcès artificiellement, ou s'ils s'ouvrent naturellement, il en résulte nécessairement une fistule urinaire.

*Des fistules urinaires.* La direction de ces conduits anormaux est quelquefois très-sinueuse : on en trouve sur tous les points du canal de l'urèthre, et les ouvertures extérieures sont au scrotum, au périnée, dans le rectum même, où ils constituent alors les fistules recto-uréthrales ; quelquefois ils traversent les muscles fessiers, se font jour à la circonférence des fesses, aux cuisses, ou même par les parois abdominales. Un exemple remarquable de ce dernier cas se trouve au musée de l'hôpital de Guy, à Londres : c'était une fistule donnant passage à toute l'urine, et dont l'orifice externe était à l'ombilic; l'ouraque avait persisté, mais avait été dilaté par la pression de l'urine.

Les fistules ont bientôt pour parois une pseudo-membrane muqueuse qu'il est inutile de décrire ici. L'orifice externe est entouré de bourgeons et de granulations; la peau du pourtour est rouge et épaissie, par suite du passage du liquide irritant. Quand cet état de choses se prolonge, il survient, dans les parties environnantes, des infiltrations interstitielles et des déformations consécutives; le prépuce est souvent fortement distendu par des dépôts solidifiés; le scrotum présente une masse irrégulière, déformée par une induration qui envahit presque tout le pénis et le fait disparaître presque complétement, comme nous en avons un exemple dans un dessin de notre collection, dont l'observation porte le n° 2552 du musée Hunter; toutes les parties environnantes contiennent des abcès; les corps caverneux, au-dessus et autour de la portion membraneuse, autour de la prostate, et, dans quelques cas, la glande elle-même est entièrement infiltrée de pus; le tissu cellulaire qui entoure le bas-fond de la vessie, les parois mêmes de cet organe ou bien des parties plus éloignées, suivant la direction des trajets fistuleux.

Par suite du passage continuel d'une urine altérée, le dépôt des matières calculeuses se trouve favorisé dans les sinuosités des fistules, principalement à l'orifice interne, et constitue des masses ressemblant à du mortier dans les tissus qui environnent le canal : nous en avons remarqué plusieurs dans la substance même prostatique. Dans des cas qui ne sont pas très-rares, il survient une extravasation accidentelle de l'urine, soit par rupture de l'urèthre pendant la rétention, ou, ce qui est plus rare, par la rupture de la vessie; ces extravasations ne sont pas précédées d'un travail inflammatoire, et sont plus fâcheuses que celles dans lesquelles le liquide s'échappe lentement et à la suite d'un long travail : il représente tous les symptômes d'une inflammation aiguë, qui a pour conséquence la gangrène. Les tissus compromis et ravagés peuvent être plus ou moins considérables, et il faut remarquer que la distension mécanique est ici secondaire à la rupture de l'urèthre ou de la vessie : la cause primitive se trouve évidemment dans l'ulcération ou gangrène des tissus en contact avec l'urine altérée.

*Excroissances, caroncules, carnosités et polypes de l'urèthre.* Dans les écrits des anciens chirurgiens, nous trouvons les rétrécissements attribués à un état pathologique très-différent de celui qu'on admet aujourd'hui ; ils pensaient que le cours de l'urine était interrompu par une excroissance ou carnosité de l'urèthre analogue à celle que l'on trouve dans d'autres canaux muqueux ; c'était pour eux la lésion anatomique qu'on trouvait le plus souvent dans les rétrécissements.

Quelquefois en effet, mais très-rarement, on rencontre ces petites productions, mais qui sont des lésions distinctes du rétrécissement lui-même, qu'elles ne constituent pas. Ainsi, dans notre planche iii, on trouve un exemple qui vient à l'appui de ce que nous affir-mons : le point rétréci s'y trouve en avant des carnosités, avec lesquelles il est impossible de le confondre ; il y a mieux, c'est que la partie de canal occupée par les carnosités, loin d'être rétrécie, est notablement dilatée. Dans une autre planche de notre collection, nous voyons encore des carnosités ou espèces de polypes de l'urè-thre qui se trouvent derrière un rétrécissement, avec lequel elles n'ont pas le moindre rapport, et dont nous donnons l'observation au n° 2411 du musée de l'hôpital de Guy, à Londres. La rareté de pareils cas se fait sentir non-seulement dans les pièces des musées, mais encore dans tous les écrits des auteurs modernes ; nous allons citer quelques-unes de leurs observations.

Hunter en cite deux, dont l'un se trouve au musée de son nom, et que nous décrivons au n° 2577. Ch. Bell les a recontrées aussi, et en donne un dessin dans la planche iv, fig. 1, de son atlas d'anatomie pathologique : il les appelle petits corps blancs, ressemblant à des caroncules. Dans cette planche, on en voit 5, dont le volume varie depuis un grain de riz jusqu'à un petit pois ; ils sont situés à l'ex-trémité postérieure de la portion spongieuse. La planche v, figure 5, représente des excroissances verruqueuses qui ont été assez mal rendues par le dessinateur. Cette préparation montre deux ou trois rétrécissements, et on peut observer qu'ils sont tous en avant des excroissances, de manière que celles-ci constituent des lésions tout à fait différentes.

Arnot, dans un ouvrage publié à Londres en 1769, décrit à sa 10ᵉ observation un cas où une excroissance sortait de l'urèthre d'un ¹/₂ pouce. Cette végétation, dit l'auteur, était rouge, fibreuse, mollasse, et remplissait l'urèthre dans tout son calibre. Deux autres cas de végétations se trouvent dans le même ouvrage.

Morgagni dit, dans sa 42ᵉ lettre, que malgré ses recherches, il ne les a rencontrées que deux fois.

Pascal, au chapitre 3 de son traité de la gonorrhée, rapporte l'histoire de deux militaires qui étaient à l'hôpital de Milan en 1718, et dont les urèthres furent trouvés, à l'autopsie, remplis d'excroissances fongueuses qui, suivant l'auteur, avaient occasionné la mort.

Parmi les auteurs contemporains, MM. Amussat, Civiale et autres, les ont observées : le premier en a présenté un très-beau cas à l'Académie de médecine de Paris. Un des professeurs les plus distingués de cette Faculté, M. Velpeau, en a constaté deux cas, qu'il décrit comme des excroissances vasculaires situées derrière le méat urinaire. M. Ricord les a rencontrées assez fréquemment, et il les décrit de la même manière. Chellus n'a constaté qu'un cas, dans lequel la fosse naviculaire était affectée. M. Leroy d'Étiolles en cite trois observations : dans l'une, il a trouvé, à l'autopsie, une excroissance du volume d'un pois ; une autre est rapportée dans son ouvrage. Il constate, pour ce qui a rapport à leur formation en général, que quand elles sont situées près du col de la vessie, elles prennent assez souvent la forme de petits polypes, et que dans le reste du canal, elles ressemblent beaucoup aux végétations que l'on rencontre souvent sur le gland.

Ces remarques de l'auteur sont confirmées, d'après nous, par l'examen du très-petit nombre de cas de formations polypeuses que l'on observe dans les musées de Londres. Le musée Hunter n'en renferme qu'un, à l'observation n° 2000. Là cette espèce de polype est bornée à la portion prostatique de l'urèthre et au col de la vessie, le reste du canal étant parfaitement sain. Un des plus beaux exemples s'en trouve à la préparation 2411 du musée de Guy, à Londres, dont nous avons le dessin dans notre collection : c'est une seule excroissance, de 9 lignes de long sur 3 ou 4 de large, qui prend naissance à l'union de la portion membraneuse avec la portion prostatique.

Rokitanski prétend que les végétations polypeuses de la muqueuse uréthrale sont les suites de la gonorrhée, mais il n'en a jamais observé.

M. Norman, dans le *London journal of medicine*, au tome I de 1852, cite un cas qui se présenta dans le service de M. Erichsen, à l'hôpital de l'University college, et dont l'observation a été publiée par ce praticien ; comme elle est courte et claire, et qu'elle représente un véritable type de ces tumeurs, nous ne pouvons mieux faire que de la copier. Robert M..., âgé de 21 ans, entra à l'hôpital pour un rétrécissement. En examinant l'urèthre, je constatai une excroissance vasculaire, et d'un rouge vif, située à l'orifice du canal ; cette tumeur était granuleuse à sa surface, semblable à une framboise, et saignante au toucher, à peu près pédiculée, et, quoiqu'elle fût entièrement renfermée dans l'urèthre, il était facile d'apprécier qu'elle avait le volume d'un petit noyau de cerise. Quant à nous, nous avons observé au musée Hunter des cas de même nature, chez des femmes, à l'entrée de l'urèthre.

M. Goutry en a signalé de semblables à l'orifice externe de l'urèthre, qui avaient d'un quart à un demi-pouce d'étendue dans leur plus grand diamètre, et qui représentaient assez bien de petits groupes de granulations ; il dit ne pas avoir observé à l'autopsie de caroncules affectant tout autre point de l'urèthre.

M. Thompson dit avoir rencontré, dans sa pratique personnelle, un jeune homme chez lequel une excroissance granuleuse prenait naissance un peu en avant du méat urinaire, et sortait à l'extérieur ; elle était venue à la suite d'une gonorrhée négligée, et elle était accompagnée d'un groupe de petites verrues occupant la surface du gland, mais qui ressemblaient entièrement à celles de l'urèthre. Le même auteur, dans les nombreuses autopsies qu'il a faites, n'a jamais vu ce qu'on doit appeler proprement une caroncule : ainsi il n'est pas rare de trouver un état rouge et granuleux de la membrane, qui peut être même hypertrophiée et mamelonnée ; mais ce n'est pas pour M. Thompson la véritable caroncule.

On pourrait probablement recueillir encore quelques cas ; mais il faut convenir que ce genre d'obstacle au cours de l'urine est, contrairement à ce que croyaient les anciens, un fait très-rare.

La nature des tumeurs que l'on rencontre à la partie antérieure du canal de l'urèthre, et qui sont presque toujours limitées à la fosse naviculaire, semble analogue à celle des excroissances granuleuses que l'on constate dans d'autres points ; mais elle se rapproche encore plus souvent de la structure des tumeurs érectiles. Elles sont ordinairement molles, de couleur rosée, saignant facilement, et peu sensibles. Elles ressemblent à ces végétations que l'on voit si souvent sur le gland et les parties environnantes ; mais elles sont plus vasculaires, et recouvertes d'une membrane plus mince et plus délicate. Leur adhérence intime avec le tissu érectile sous-jacent peut être admise comme la cause de leur grande vascularité, et il est rationnel de penser que le passage d'un instrument, pour le cathétérisme, produit, dans ces cas cas-là, de fortes hémorrhagies.

Elles occupent généralement la partie antérieure de l'urèthre ; tandis que les polypes proprement dits se bornent à la portion prostatique, ou bien à la partie postérieure de l'urèthre, et sont ordinairement accompagnés d'autres polypes situés au col de la vessie et à la face interne de cet organe : alors ils paraissent s'être formés primitivement dans la vessie et s'être étendus ensuite à l'urèthre, mais être constitués, dans l'un et l'autre endroit, par l'hypertrophie de la muqueuse.

L'opinion de Rokitanski sur l'origine et la formation des polypes mérite d'être rappelée. Après avoir indiqué quelques-uns des effets de l'inflammation chronique sur les membranes muqueuses, cet auteur s'exprime en ces termes : « Quelquefois son aspect ressemble à des verrues ; elle est rugueuse par suite du grand développement des papilles et des follicules. Plus tard on observe des plis de la muqueuse qui constituent des polypes muqueux, cellulaires ou vésiculaires. Ces polypes varient en volume et en épaisseur ; leur forme est sphéroïdale ou allongée, et arrondie à leur extrémité libre. La membrane muqueuse et les tissus sous-jacents, s'hypertrophiant dans un point circonscrit, forment comme une tumeur lisse et arrondie, et se changent progressivement en tissu cellulo-spongieux ; peu à peu, la tumeur fait saillie dans la cavité de l'organe, et la membrane muqueuse lui forme un pédicule plus ou moins mince et allongé.

« Les polypes ne s'observent pas avec une égale fréquence sur toutes les membranes muqueuses : on les trouve surtout sur les muqueuses épaisses, qui présentent beaucoup de follicules, et qui sont souvent affectées de catarrhes. » En énumérant les points affectés, par ordre de fréquence, l'auteur cite en dernier lieu la membrane muqueuse de l'urèthre. En adoptant le travail mécanique qui explique leur formation, on pourra facilement s'expliquer leur rareté dans l'urèthre, à cause du rapprochement des parois de cet organe, puisque l'existence d'une cavité est nécessaire pour qu'ils se développent librement. Ainsi leur siége le plus fréquent est dans la portion prostatique ; ils tendent toujours à se diriger vers la vessie, et à faire saillie dans cet organe ; en dernier lieu, ils paraissent s'associer à l'hypertrophie de la prostate.

De tout ce que nous venons de dire à propos des excroissances du canal de l'urèthre, nous croyons devoir conclure que, quoiqu'on trouve à une légère distance, et surtout en arrière des rétrécissements anciens, un état granuleux correspondant à une surface ulcérée, mais non des excroissances assez tranchées pour constituer une végétation polypeuse indépendante, l'existence de cette der-

nière doit être regardée comme excessivement rare ; en second lieu,
que ces végétations consistent en des granulations vasculaires déjà
décrites, ou en des polypes muqueux se présentant surtout dans
la portion prostatique, et très-rarement d'origine tuberculeuse ou
cancéreuse ; enfin que les granulations sont beaucoup plus fréquentes que les polypes, et que, pour ce qui regarde les dégéné-
rescences tuberculeuses et cancéreuses, leur présence est toujours
consécutive à des affections de même genre de l'appareil génito-
urinaire, car jamais on ne les a observées d'emblée dans l'urèthre,
mais seulement après que tout le système génito-urinaire avait été
envahi : ce que l'on voit clairement d'après plusieurs pièces du
musée Hunter et de l'hôpital Saint-Bartholomé, à Londres.

*Siége des rétrécissements.* — Les auteurs ne sont pas d'accord sur
la partie de l'urèthre qui est le siége le plus fréquent des rétrécissements. Pour nous, nous rappellerons les opinions des principaux
chirurgiens qui se sont occupés de la question, et nous ferons part
ensuite des résultats de nos propres recherches.

Observons tout d'abord que les uns mesurent après la mort l'espace qui sépare le rétrécissement du méat urinaire, tandis que
d'autres prennent cette distance pendant la vie, et au moyen du cathétérisme. La différence notable qui résulte de ces modes d'inves-
tigation se trouve démontrée par la différence de longueur que l'on
attribue à l'urèthre lui-même à l'état normal. On sait qu'à l'autopsie,
le canal présente un pouce de moins qu'au cathétérisme pratiqué
sur le vivant, et cette différence peut être portée au double si l'on
opère quelques tractions sur le pubis. D'autres expérimentateurs,
se rappelant que la longueur du canal en général, et de ses différentes régions en particulier, n'est pas la même chez tous les sujets,
ont adopté d'autres désignations, en rapportant la lésion au point
anatomique rétréci. C'est de beaucoup le meilleur procédé de déterminer le siége des rétrécissements à l'autopsie, et le moins sujet
à l'erreur ; cependant, même par ce procédé, on peut se tromper,

si l'on n'a pas l'habitude de distinguer les régions de l'urèthre entre elles, et si on ne reconnaît pas bien les différences qui existent entre l'état normal et l'état pathologique.

D'après Hunter, toutes les portions de l'urèthre ne sont pas également sujettes aux rétrécissements ; ainsi ils se rencontrent bien plus souvent que partout ailleurs au point du canal qui correspond au bulbe. « On les trouve quelquefois, dit-il, en avant du point indiqué, mais rarement en arrière. » Il ajoute n'en avoir jamais rencontré dans la portion prostatique (1).

« Les rétrécissements, dit sir Home, se rencontrent le plus fréquemment immédiatement en arrière du bulbe, à une distance de 6 pouces et demi ou 7 du méat urinaire. L'endroit le plus fréquemment affecté après celui-ci est à peu près à 4 pouces et demi de l'orifice externe du canal ; ils se trouvent aussi à 3 pouces et demi, et quelquefois tout près du méat urinaire » (2).

Sir Brodie prétend que l'affection dont nous parlons débute le plus souvent dans la partie antérieure de la portion membraneuse, en arrière du bulbe ; que, dans quelques cas, les rétrécissements prennent leur origine à un point moins éloigné de l'orifice externe de l'urèthre, et, dans quelques cas rares, tout près du méat urinaire.

Pour Liston, le canal présente des rétrécissements à différents endroits, mais principalement à une distance de 4 pouces du méat, quelquefois plus près, et enfin rarement immédiatement en arrière de cet orifice (3).

Shaw, sur plus de 100 autopsies qu'il a faites après des maladies de l'urèthre, n'a jamais observé un rétrécissement situé en arrière du ligament bulbaire, et il dit en pas en avoir rencontré non plus dans les préparations du musée Hunter (4).

---

(1) Ouvrage déjà cité, p. 165.

(2) Ouvrage cité, t. I, p. 265.

(3) *Chirurgie pratique*, p. 468, 4e édit.

(4) Mémoire de l'auteur *sur les rétrécissements*, 1823.

Benjamin Phillips s'exprime ainsi : « Dans 189 cas de rétrécissements que j'ai recueillis, l'affection siégeait aux distances ci-dessous mentionnées du méat urinaire :

Dans 9 cas, la distance ne dépassait pas 1 pouce.
Dans 8 cas, elle était de............... 2
Dans 13 cas, elle était de............... 2 à 3
Daus 11 cas, elle était de............... 3 à 4
Dans 98 cas, elle était de............... 4 à 5 ½
Dans 40 cas, elle était de............... 5 ½ à 6 ½
Dans 10 cas, elle était de............... 6 ½ à 7 ½

Dans les cas où le rétrécissement siégeait dans un point de l'urèthre plus éloigné du méat urinaire de 4 pouces et demi, il était toujours dans la courbure du canal ou dans son voisinage, ou bien entre ce point et la portion prostatique (1).

M. Civiale avance que les seules régions de l'urèthre où l'on rencontre les vrais rétrécissements organiques sont : 1° l'orifice externe, 2° les deux extrémités de la fosse naviculaire, 3° la partie antérieure de la portion spongieuse, 4° la courbure sous-pubienne, à la jonction des parties bulleuse et membraneuse. En d'autres termes, les coarctations occupent tantôt l'extrémité de l'urèthre, tantôt une région dont la profondeur varie de 1 à 3 pouces, et tantôt enfin une partie profonde d'environ 5 pouces ; ce sont là du moins les cas les plus ordinaires, et les exceptions se réduisent à un bien petit nombre (2).

Vidal, dont la science regrettera toujours la mort prématurée, les place aux mêmes points, mais plus près de la portion membraneuse, à cause des contractions plus fréquentes qu'on y observe (3).

---

(1) *Traité sur l'urèthre*, par B. Phillips, p. 149 et 150 ; London, 1832.
(2) Ouvrage déjà cité, p. 150 et 351 ; Paris, 1850.
(3) *Traité de pathologie externe.*

Ducamp prétend que, dans 5 cas sur 6, le rétrécissement se trouve de 4 pouces et demi à 5 cinq pouces et demi du méat urinaire, en variant entre 4 pouces 9 lignes et 5 pouces 3 lignes (1).

M. Leroy d'Étiolles dit que les dix-neuf vingtièmes des rétrécissements existent à une profondeur qui varie de 5 à 6 pouces, c'est-à-dire immédiatement en arrière du bulbe, au commencement de la portion membraneuse, au-dessous du pubis, là où l'urèthre est naturellement rétréci. En second ordre de fréquence, les rétrécissements se présentent, pour lui, à la lèvre postérieure de la fosse naviculaire; en troisième, au méat urinaire; en quatrième, à la portion spongieuse, à 2 pouces ou 2 pouces et demi du méat urinaire, à la racine de la verge, dans un point où le canal est aussi naturellement un peu rétréci. Il assure avoir observé des rétrécissements dans la portion prostatique, et il ajoute qu'il en possède un dans sa collection (2).

M. Ricord affirme avoir aussi trouvé des rétrécissements dans la portion prostatique.

En prêtant attention aux opinions que nous venons de citer, et en nous rappelant ce que nous avons dit sur les différentes manières de mesurer l'urèthre, nous pouvons, sans beaucoup de difficulté, faire accorder des manières de voir si peu semblables en apparence. A une exception près, tous les auteurs admettent que les rétrécissements se trouvent le plus fréquemment à la jonction du bulbe avec la portion membraneuse ou du moins à peu de distance de ce oint, soit en avant, soit en arrière; c'est là que le feuillet antérieur du fascia périnéal profond se trouve en rapport presque immédiat avec l'urèthre, disposition qui est très-favorable aux rétrécissements. Ajoutons que là encore on trouve le plus de contractions spasmodiques, contractions qui, souvent répétées, donnent lieu à un rétrécissement permanent.

_____

(1) Ouvrage déjà cité; Paris, 1825.
(2) Ouvrage déjà cité; Paris, 1845.

Ces faits se trouvent fortement appuyés par Brodie ; mais, en dehors de toutes ces considérations, l'observation démontre que les deux points le plus souvent atteints par l'inflammation gonorrhéique sont la fosse naviculaire et le bulbe, points où l'on trouve une grande vascularisation, surtout si la maladie a été chronique ; tandis que les autres points de l'urèthre offrent comparativement peu d'altérations. Ces idées sont admises par Rokitanski, quand il dit, en parlant de l'uréthrite : « L'inflammation est uniformément répandue dans tout l'urèthre ou bien limitée à un ou plusieurs endroits, comme c'est le cas le plus fréquent dans la gonorrhée chez l'homme ; alors nous ne trouvons pas seulement la fosse naviculaire affectée, mais tous les points de l'urèthre jusqu'à la portion prostatique, et spécialement le voisinage du bulbe » (1).

D'après les recherches de B. Phillips, qui ont pour but de trancher la question du siége des rétrécissements, il résulte que si ces derniers ne se trouvent pas au niveau du feuillet antérieur du fascia périnéal profond, ils doivent se rencontrer le plus souvent en avant, c'est-à-dire dans la portion bulbeuse elle-même. Une opinion qui diffère complétement de celle-ci est celle de Liston, qui prétend que le siége le plus fréquent est à 4 pouces du méat urinaire ; cette différence provient de ce que ses expériences avaient été faites sur le vivant et non sur le cadavre. Or nous avons établi que ce mode d'exploration n'est pas le meilleur quand il s'agit du siége des rétrécissements.

D'après une statistique de 123 cas que nous citons à la fin de notre thèse, nous trouvons : 20 rétrécissements se trouvent au commencement de la portion spongieuse, c'est-à-dire environ à 1 pouce et demi du méat urinaire ; 17 sont à la partie moyenne de cette même portion, c'est-à-dire à 3 pouces environ du méat urinaire, et 31 dans le dernier tiers de la même por-

_____

(1) Ouvrage déjà cité, t. II, p. 233.

tion ; 12 occupent la partie de l'urèthre qui correspond au bulbe, 10 sont à l'union de la partie spongieuse avec la membraneuse, 15 au commencement de la portion membraneuse ; 18 occupent toute cette dernière, et 1 seulement l'extrémité postérieure de la même portion. Nous faisons observer toutefois que la fin de la portion spongieuse, la portion de l'urèthre qui correspond au bulbe, l'union de la portion spongieuse avec la membraneuse, et même le commencement de la portion membraneuse, ne sont autre chose que la portion sous-pubienne, et par conséquent c'est là que le plus fréquemment se trouvent les rétrécissements.

Nous n'avons pas trouvé un seul exemple de rétrécissement dans la portion prostatique de l'urèthre, et nous croyons que si certains auteurs ont admis cette sorte de rétrécissement, ils l'ont fait d'après l'examen du vivant et non d'après des autopsies ; et quoique MM. Leroy d'Étiolles et Ricord citent des faits analogues de ce genre, nous pouvons assurer qu'ils sont excessivement rares.

L'hypertrophie de la prostate, qui donne lieu à une diminution du calibre de l'urèthre dans cet endroit, ne doit pas être regardée comme un rétrécissement proprement dit : alors, en effet, il y a une obstruction du conduit par suite de la maladie de la prostate, mais qui ne provient pas d'une altération des parois elles-mêmes.

Si nous nous sommes occupé si longuement du siége des rétrécissements, c'est parce que dans les auteurs, on trouve à ce sujet des opinions qui ne sont pas fondées sur un grand nombre de faits, et qu'en outre ce point de la question est de la plus grande importance pour le traitement des rétrécissements organiques de l'urèthre.

Musée Hunter à Londres.

PIÈCE n° 2579.

Ce sont les organes externes de la génération d'une jeune femme; ils présentent une excroissance arrondie et de nature vasculaire qui occupe la partie inférieure de l'orifice externe de l'urèthre; elle est lobulée et offre une base assez large. (Du musée de R.-B. Walker.)

PIÈCE n° 2580.

Représentant les organes externes de la génération chez une jeune femme.

Il y avait une excroissance semblable à celle de l'observation précédente et située au même endroit, mais elle a été enlevée, de sorte que l'orifice externe de l'urèthre se trouve dilaté, et sa paroi inférieure est rétractée en arrière; les autres parties sont saines. (Du musée de R.-B. Walker.)

PIÈCE n° 2581.

Représentant un pénis, dont l'urèthre a été ouvert par en haut.

La portion membraneuse est dilatée de façon à former une cavité d'un pouce et demi de longueur sur un diamètre qui a près de trois quarts de pouce; cette dilatation paraît avoir été causée par un petit calcul qui était logé en cet endroit. La muqueuse uréthrale est irrégulièrement plissée et pleine d'aspérités, la prostate est allongée. (Du musée de sir A. Cooper.)

*Excroissances morbides de l'urèthre.*

## PIÈCE n° 2577.

Le canal de l'urèthre est irrégulièrement contourné ; au milieu de la portion spongieuse, il présente une excroissance analogue aux végétations que l'on voit souvent sur le gland. En avant de cette excroissance, il y a un rétrécissement assez irrégulier ; en arrière, le canal est dilaté. C'est sans doute un des cas dont parle Hunter dans son *Traité des maladies vénériennes.*

La pièce suivante, étant celle d'un bœuf, n'a pas rapport à notre sujet.

## PIÈCE n° 2575.

### Représentant une partie de pénis et l'urèthre tout ouvert.

Les follicules muqueux ont été transformés en autant de petites ulcérations profondes et dont les bords sont assez proéminents. Dans la portion membraneuse, il y a une ulcération large et superficielle, en même temps qu'un léger rétrécissement ; au-dessous de celui-ci, se trouve un petit abcès dont les parois sont lisses et comme cicatrisées. ( Du musée de sir A. Cooper.)

## PIÈCE n° 2576.

C'est la partie antérieure d'un urèthre qui présente des brides longues et aplaties paraissant être de la lymphe plastique ; l'intérieur du canal est superficiellement ulcéré, et les brides sont peu adhérentes aux parois.

Le malade souffrit beaucoup d'un gros calcul et d'ulcérations vésicales. ( Du musée de sir A. Cooper.)

## Pièce n° 2574.

Représentant la vessie, le rectum, et une partie du pénis.

C'est l'observation d'un homme qui mourut dix jours après une incision qu'on lui fit au périnée, pour le soulager d'une infiltration urineuse consécutive à un rétrécissement situé dans la portion membraneuse. En avant et à gauche de l'anus, les tissus sont détruits par la gangrène. La couche musculaire de la vessie est hypertrophiée au point de présenter, en quelques endroits, les trois quarts d'un pouce d'épaisseur ; la muqueuse est également épaissie, indurée, et offre des replis très-saillants. (Présentée par sir N. Blizard.)

## Pièce n° 2573.

Représentant la vessie, le pénis, et les parties adjacentes.

L'urèthre et la vessie sont ouverts par leur côté gauche, car une incision verticale, passant par la symphyse du pubis et par le raphé du périnée, a divisé toute la région en deux parties égales.

Il est presque impossible de retrouver le canal de l'urèthre, au milieu de toutes les fausses routes qui ont été faites. Trois des plus considérables ont leurs ouvertures à 2 pouces en arrière du méat urinaire ; l'une d'elles, comme l'indique une bougie, traverse un demi-pouce du tissu spongieux, et rentre dans l'urèthre ; une autre suit à peu près le même trajet, mais va un peu plus loin ; une troisième apparaît deux fois dans l'urèthre, et se termine dans la portion prostatique. Le tissu qui entoure ces fausses routes est parsemé de cavités dues à des abcès qui se sont ouverts dans l'urèthre, dans les fausses routes même, à la peau du périnée et du scrotum. Une bougie plus grosse que les autres indique un large passage qui laissait couler l'urine à l'extérieur : il commence en avant du scrotum, passe au-dessous de l'urèthre, entre la prostate et le rectum, et va s'ouvrir dans la vessie, par un large orifice qui se trouve près de celui de l'urèthre gauche. La prostate est allongée ; la portion prostatique du canal, aussi bien que la muqueuse du col vésical, présentent, en beaucoup d'endroits, des taches analogues à celles que ferait le nitrate d'argent. Les parois de la vessie sont hypertrophiées, et la muqueuse est couverte d'une couche de lymphe plastique. ( Du musée de R. Liston.) Le dessin de cette pièce se trouve dans notre collection.

## PIÈCE n° 2572.

Représentant une partie de pénis et de vessie, qui sont ouverts par en haut.

Une bougie traverse un rétrécissement qui occupe la portion semi-membraneuse de l'urèthre. On en a passé une autre dans une fausse route, qui commence à près d'un pouce en avant et à gauche du rétrécissement, perfore un repli de la membrane muqueuse, et, passant de gauche à droite par-dessus le rétrécissement, traverse le lobe droit de la prostate, et va se terminer dans la vésicule séminale du même côté. La couche musculaire de la vessie est hypertrophiée ; sa membrane muqueuse est épaissie et présente de nombreux replis.

Le malade était âgé de 62 ans. Il eut une rétention d'urine, dont il fut soulagé par le cathétérisme, et c'est dans les manœuvres qu'on fit la fausse route. (Du musée de R. Liston.)

## PIÈCE n° 2571.

Représentant la vessie et le pénis, qui ont été ouverts par en haut.

Un rétrécissement de 3 centimètres $^1/_2$, et d'un très-petit diamètre, occupe toute la portion membraneuse et une partie de l'urèthre située immédiatement en avant de celle-ci. Une longue fausse

route a été faite à gauche du rétrécissement ; elle commence exactement en avant de ce dernier, pénètre dans le tissu du bulbe, puis,
par un circuit supérieur, elle passe du côté gauche au côté droit de
l'urèthre, et va se terminer au milieu du lobe droit de la prostate.
La couche musculaire de la vessie n'a pas moins d'un pouce d'épaisseur en quelques endroits, et présente de nombreux faisceaux. La
muqueuse est dans un état normal.

Le malade avait 44 ans. Il souffrit longtemps d'un rétrécissement,
et il se trouvait soulagé par le cathétérisme ; mais il mourut d'une
péricardite. (Du musée de R. Liston.)

## PIÈCE n° 2570.

### Représentant la vessie et une partie de l'urèthre.

Il y a un rétrécissement situé au commencement de la portion
membraneuse. Immédiatement en avant, on a fait une fausse route,
de peu d'étendue, mais assez large, et qui vient s'ouvrir dans la portion membraneuse. La portion prostatique est parsemée de petites
cavités, séparées les unes des autres par des replis de la membrane
muqueuse. Le tissu même de la prostate et le col de la vessie sont
pleins de bosselures et d'inégalités, dues à des abcès dont ils ont été
le siége. Les couches de la vessie ont leur épaisseur normale, mais
la muqueuse est notablement pâlie.

C'est l'observation d'un homme de 77 ans, qui, pendant plusieurs
années, avait passablement uriné en se servant de la sonde : il
mourut par suite de la complication des abcès dont nous avons
parlé, abcès qui nous semblent avoir été causés par quelques vio-
lences dans les manœuvres du cathétérisme. (Pièce présentée par
sir B.-C. Brodie.)

## PIÈCE n° 2569.

Représentant un pénis qui a été ouvert par en bas pour laisser voir l'urèthre.

Une fausse route, commençant au méat urinaire, se prolonge jusqu'à la fin de la partie spongieuse ; elle est parallèle à la paroi latérale de l'urèthre, et peut être considérée comme divisée en deux moitiés, dont l'antérieure, plus étroite, présente de nombreuses inégalités, et dont la postérieure est plus large. L'urèthre paraît être en bon état ; il est seulement un peu rétréci vers le milieu de la portion spongieuse. (Observation recueillie par Hunter.)

## PIÈCE n° 2568.

Représentant une partie de la prostate et du pénis, qui sont ouverts de manière à laisser voir l'urèthre de côté.

Un rétrécissement paraît avoir oblitéré la portion membraneuse dans presque tout son entier. Une bougie indique une fausse route causée par le caustique ; elle commence à un demi-pouce en avant du rétrécissement, et, après un trajet de 1 pouce $^1/_2$, elle reparaît dans l'urèthre, au milieu de la portion prostatique, qui elle-même est très-dilatée. (Observation recueillie par Hunter.)

## PIÈCE n° 2567.

Représentant la vessie et une partie du pénis, qui sont ouverts par en haut.

Dans toute la portion membraneuse, et au-dessus du bulbe, l'urèthre est irrégulièrement rétréci, au point de n'avoir qu'une ligne de diamètre. Dans une étendue d'un pouce et demi en avant du rétrécissement, le canal est dilaté au point de présenter près de .

deux fois et demie son diamètre normal; la membrane muqueuse paraît avoir été enflammée; la vessie est diminuée de capacité, et ses parois sont hypertrophiées. La dilatation du canal, en avant du rétrécissement, nous semble avoir été causée par le passage des instruments employés pour le cathétérisme. (Observation recueillie par Hunter.)

### PIÈCE n° 2566.

Représentant la prostate et une portion de pénis, l'urèthre étant ouvert par en haut.

Presque toute la portion membraneuse se trouve rétrécie, par suite d'une contraction et d'un plissement de la membrane muqueuse, immédiatement en avant du rétrécissement; le caustique, ayant été mal appliqué, a donné lieu à une fausse route, qui se termine en cul-de-sac dans le tissu même du bulbe. Il semble pourtant que cette fausse route ait été faite quelque temps avant la mort du malade, car toutes les parties environnantes sont arrondies et cicatrisées. Le malade succomba aux suites d'un calcul de la vessie. (Pièces présentées par E. Home.)

### PIÈCE n° 2564.

Elle est encore, en grande partie, semblable aux précédentes; mais il n'y a qu'un seul rétrécissement, que l'on aurait pu guérir par la cautérisation. Dans la partie qui était le siége de la maladie, les altérations sont moins grandes que dans les pièces précédentes; mais aussi elle présentait à l'examen un aspect plus *fibreux* avant la cautérisation.

Les quatre observations citées antérieurement ont été recueillies par sir E. Home.

La pièce portant le n° 2565 n'a pas de rapport avec le sujet que nous traitons.

## Pièce n° 2563.

C'est une préparation analogue à la précédente. Le rétrécissement a été traité par la cautérisation; dans tous les points qui ont été cautérisés, la muqueuse présente un aspect jaunâtre; elle est comme brûlée.

## Pièce n° 2562.

Représentant une partie de vessie et de pénis.

L'urèthre est ouvert par en bas, pour laisser voir quel est son état après la guérison de deux rétrécissements qui existaient dans la portion membraneuse : dans ces deux points, la muqueuse présente de légers plis, et semble même assez indurée; mais le canal offre le même diamètre que dans tout le reste de l'urèthre.

*Effets du traitement des rétrécissements de l'urèthre.*

## Pièce n° 2561.

Elle représente un morceau de bougie couverte d'une partie de la membrane muqueuse mortifiée, et qu'on a retirée, après une cautérisation au nitrate d'argent.

## ·Pièce n° 2560.

Représentant la moitié d'une vessie et d'un pénis; latéralement une grande portion du pénis est enlevée, pour mieux laisser voir l'intérieur de l'autre.

Tout près du frein, commence un trajet fistuleux qui va s'ouvrir

11

dans le canal de l'urèthre; il a une ligne de diamètre, et ses deux orifices, très-arrondis, témoignent de sa longue existence. En avant de l'orifice interne de cette fistule, le canal est irrégulièrement rétréci, et a toutes les apparences du tissu cicatriciel; en arrière du même orifice, il est exactement dans les mêmes conditions, dans une étendue de 10 pouces; mais, après ce rétrécissement, il est dilaté jusqu'à la portion membraneuse, où l'on en trouve un second, qui n'est pas très-considérable, mais qui a donné lieu à une fausse route, de peu d'étendue, indiquée par la présence d'une bougie. La vessie est diminuée de capacité, sa couche musculaire est fortement hypertrophiée, et sa muqueuse, épaissie, injectée, est couverte de granulations. Au bas-fond de cet organe, à la face latérale droite et près du col, il existe une tumeur ayant toutes les apparences d'un polype; elle est composée de plusieurs petits lobes formés eux-mêmes de granulations ovales et aplaties, qui appartiennent à la muqueuse vésicale. (Observation recueillie par Hunter.)

## PIÈCE n° 2559.

Représentant une partie de pénis, le col de la vessie, la prostate et les tissus environnants; l'urèthre est ouvert supérieurement.

Immédiatement en avant de la portion membraneuse, le canal est irrégulièrement rétréci, et superficiellement ulcéré dans 1 pouce d'étendue; des morceaux de bougie traversent des ouvertures formées par l'ulcération, et dont les bords sont arrondis; ce sont les orifices externes du trajet fistuleux qui communiquent avec l'extérieur, en partant de la paroi inférieure de l'urèthre. L'un d'eux, après plusieurs détours obliques, se termine au dehors, immédiatement en arrière du scrotum; un peu en arrière, et à la peau du périnée, se trouve une autre ouverture, appartenant à un large canal, qui va au-dessous de l'urèthre, mais sans communiquer avec lui ni avec les autres fistules. Dans le tissu de la prostate, il y a deux pe-

tites cavités sphériques qui ressemblent à des kystes ; on les a divisées de façon à laisser voir leur intérieur. (Du musée de sir Ast.
Cooper.)

## PIÈCE n° 2558.

Représentant la vessie, une partie du scrotum et les tissus adjacents ; une
incision du scrotum permet de voir les deux moitiés de ces organes.

Toute la portion membraneuse est prise par un rétrécissement de
très-petit diamètre, traversé par une sonde d'un mince calibre. Immédiatement en arrière du rétrécissement, à la paroi inférieure de
l'urèthre, un morceau de sonde s'engage dans un orifice qui conduit
à la cavité d'un abcès situé dans le périnée, et qui s'ouvre à la
marge de l'anus ; la cavité de cet abcès est tapissée par une membrane dure et résistante. La couche musculaire de la vessie est hypertrophiée et présente de nombreux faisceaux qui sont très-saillants ;
la muqueuse est dans son état normal.

C'était un homme à la fleur de l'âge, et dont l'histoire est inconnue. (Du musée de Liston.)

## PIÈCE n° 2557.

Représentant une vessie et un pénis ouverts par leur partie inférieure et par
le côté droit.

L'urèthre a ses parois si épaissies et si irrégulières, qu'il est rétréci
dans toute sa longueur, excepté dans la portion prostatique, et immédiatement en arrière du méat urinaire, où il est au contraire dilaté.
Le rétrécissement n'a pas moins d'un décimètre de longueur. Dans
la portion membraneuse, et même dans une partie de la prostatique,
les parois de l'urèthre ont été détruites par le travail de l'ulcération.
A la paroi inférieure de la portion prostatique et même de la portion

membraneuse , se voient trois ouvertures, orifices internes d'autant de trajets fistuleux qui débouchent à l'extérieur dans la région périnéale. La vessie présente aussi deux perforations de même nature. Dans tout le canal, les tissus sous-muqueux sont épaissis, et augmentés de densité ; les parois vésicales sont hypertrophiées et indurées; la muqueuse de l'organe, surtout à la partie inférieure, est profondément ulcérée , et couverte de végétations qui ressemblent à des concrétions fibrineuses et qui , en certains endroits, sont mélangées de matières calculeuses. (Observation recueillie et pièce présentée par sir Blizard.)

## PIÈCE n° 2556.

Représentant la vessie, le pénis, le scrotum et le périnée ; la vessie et une partie de l'urèthre sont ouverts par leur côté gauche ; une bougie traverse tout l'urèthre et arrive jusqu'à la vessie.

La portion membraneuse de l'urèthre et la moitié antérieure de la portion prostatique présentent une ulcération profonde et irrégulière, qui est consécutive à un rétrécissement; elle a donné lieu à une large cavité, à peu près de forme ovale, et semblable à celle d'un abcès. A l'extérieur, au scrotum et au périnée , se voient de petites sondes traversant des trajets fistuleux qui conduisent à la cavité dont nous avons parlé. La vessie est diminuée de capacité, et a toutes ses couches hypertrophiées. On voit un testicule qui est très-allongé, et il y a adhérence des parois de la cavité vaginale. (Observation recueillie par Hunter.)

## PIÈCE n° 2555.

Représentant la vessie, le pénis, le scrotum et les parties adjacentes.

Au commencement de la portion membraneuse, se trouve un rétrécissement , de forme annulaire, qui oblitère presque complétement le canal ; la muqueuse est ulcérée dans ce point, et une soie de sanglier a été passée dans l'endroit le plus rétréci. Les portions membraneuse et prostatique sont dilatées, et, dans la portion membraneuse, la muqueuse est épaissie et couverte de rugosités. A un pouce en arrière du rétrécissement, à la paroi inférieure de l'urèthre, une soie de sanglier est engagée dans l'orifice interne d'un trajet fistuleux qui va s'ouvrir derrière le scrotum, après s'être divisé. Les parois de ce trajet fistuleux long et sinueux présentent un grand nombre d'aspérités, et semblent couvertes de lymphe plastique et de granulations. La couche musculaire de la vessie est fortement hypertrophiée, et, dans tout l'intérieur de l'organe, apparaissent de grosses colonnes charnues, qui font relief à travers la muqueuse. (Observation recueillie par Hunter, et dont le dessin se trouve dans l'Anatomie pathologique de Baillie.)

### PIÈCE n° 2554.

Représentant un pénis et une partie de la prostate.

La moitié antérieure de l'urèthre est incisée par en bas, tandis que les portions prostatiques et membraneuses sont divisées par en haut.

A 2 pouces et demi du méat urinaire, se trouve un rétrécissement de très-petit diamètre, de forme annulaire, et présentant un demi-centimètre de longueur. La portion membraneuse présente un second rétrécissement, au niveau duquel la muqueuse a toutes les apparences du tissu *cicatriciel*. On y voit plusieurs petites ouvertures de trajets fistuleux qui vont se perdre dans les corps caverneux et dans les tissus du périnée, comme l'indiquent les soies de sanglier qu'on y a passées. (Observation recueillie par Hunter.)

PIÈCE n° 2553.

Représentant le pénis et une partie de la vessie, qui sont ouverts par en bas.

La portion membraneuse est rétrécie dans toute son étendue; mais la surface de la muqueuse est restée lisse. Une soie de sanglier a été placée dans un petit trajet fistuleux qui conduit directement de la partie antérieure du rétrécissement à la peau du périnée : celle-ci, autour de l'orifice extérieur de la fistule, est rétractée comme un tissu cicatriciel. La portion prostatique de l'urèthre et les uretères sont extrêmement dilatés; la vessie paraît être en bon état. (Observation recueillie par Hunter.)

PIÈCE n° 2552.

Représentant une partie de la vessie, le pénis avec le scrotum, le périnée et les parties adjacentes; la vessie et la moitié postérieure de l'urèthre sont ouvertes par en haut.

Toute la portion membraneuse et 6 centimètres de la portion spongieuse n'ont guère qu'une ligne de diamètre, tant les parois sont indurées et épaissies dans toute son étendue. Immédiatement en avant du rétrécissement, une bougie indique qu'une fausse route a été faite dans les tissus du périnée. L'infiltration de l'urine a donné lieu à un abcès. On a passé des soies de sanglier dans plusieurs trajets fistuleux qui existent au périnée et au scrotum, et qui conduisent à la cavité de l'abcès : mais ces trajets fistuleux ne communiquent pas directement avec le canal de l'urèthre. (Observation recueillie par Hunter.)

## Pièce n° 2551.

Représentant la vessie et une partie du pénis incisées par en haut.

Dans le tissu même du bulbe il y a un petit abcès qui communique avec l'urèthre par une large ouverture de forme ovale. En avant de cet orifice, qui a remplacé lui-même un rétrécissement, le canal de l'urèthre est diminué de capacité, et sa muqueuse se trouve épaissie et irrégulière ; plus en avant elle est même ulcérée. Un amas de lymphe plastique, situé à la partie postérieure du col de la vessie, indique le lieu dans lequel un cathéter est resté quelques jours. La vessie a sa couche musculaire très-hypertrophiée, et sa muqueuse offre de nombreux replis qui sont très-saillants.

C'est l'observation d'un vieillard qui avait un rétrécissement se traduisant par des symptômes graves ; on eut de la peine à introduire une sonde qu'on laissa en place pendant quelques jours. Le catéthérisme fut suivi d'un mieux sensible ; mais il survint bientôt une fièvre typhoïde qui amena la mort. (Du musée de Robert Liston.)

## Pièce n° 2550.

Représentant la vessie et une partie du pénis.

Ces organes ont été incisés supérieurement, de telle sorte que l'on voit à découvert le bas-fond de la vessie et la paroi inférieure de l'urèthre.

Au point de réunion du bulbe avec la portion membraneuse, se trouve un rétrécissement qui mérite plutôt le nom d'*occlusion*, car dans la longueur d'un quart de pouce *le canal n'existe plus*. Derrière le rétrécissement le canal est très-dilaté, induré, et couvert de granulations. Ces dernières se retrouvent dans la plus grande partie de la muqueuse vésicale ; mais là, aussi bien que dans l'urèthre, elles sont ulcérées, probablement parce que dans les moments de contraction, elles sont, plus que le reste de la muqueuse, exposées aux efforts et au frottement. Immédiatement en avant du rétrécissement, il y a une cavité, semblable à celle d'un abcès, qui a envahi les tissus voisins du bulbe et les corps caverneux, mais qui cependant n'a pas la moindre communication avec le canal lui-même.

### Pièce n° 2549.

Représentant la vessie, le pénis, et quelques parties adjacentes.

La vessie et le pénis sont incisés longitudinalement, de manière qu'on voit leurs cavités latérales.

Il y a un rétrécissement d'un centimètre de longueur et d'un très-petit diamètre, car il est franchi par une sonde de la moindre grosseur, situé dans la portion spongieuse, à un demi-pouce en avant du bulbe. Dans le tissu de la prostate, et près des vésicules séminales, sont plusieurs abcès que l'on voit communiquer entre eux, mais qui ne s'ouvrent ni dans l'urèthre ni à l'extérieur. Le plan musculeux de la vessie est hypertrophié, mais la muqueuse est à l'état normal. L'urèthre gauche s'ouvre dans la vessie, au sommet d'une éminence qui a la forme d'un mamelon. (Du musée de Langstaff.)

### Pièce n° 2548.

Représentant la vessie et le pénis.

La vessie et la moitié postérieure de l'urèthre sont ouvertes par la partie supérieure, tandis que la moitié antérieure de l'urèthre est ouverte par sa partie inférieure. Dans tout leur intérieur, la vessie et l'urèthre sont ulcérés, et couverts de débris gangréneux. Une bougie introduite dans la partie antérieure du canal fait voir que les parois inférieure et latérale de l'urèthre, à peu près à 3 pouces du méat urinaire, ont été détruites par l'ulcération. L'urine a donc pu s'infiltrer dans les corps caverneux, et pénétrer jusque dans le gland, en mortifiant tous les tissus. Parois de la vessie très-hypertrophiées.

### Pièce n° 2547.

Représentant une partie de la vessie, le pénis, le scrotum, et les tissus voisins.

Une incision faite supérieurement a divisé les corps caverneux ; une bougie traverse l'urèthre dans toute sa longueur ; la portion membraneuse et une grande partie de la portion spongieuse sont envahies par une ulcération profonde et irrégulière ; celle-ci, au niveau de la portion membraneuse, a creusé un passage qui se termine par une cavité située dans le tissu du péricarde. Derrière le scrotum, et près du raphé, le périnée présente une petite ouverture qui va directement à la cavité dont nous avons parlé. La vessie est diminuée de capacité, ses couches sont hypertrophiées, mais sa muqueuse est à l'état normal ; il n'y a pas trace de rétrécissement, mais il est probable qu'ici, comme dans plusieurs des observations précédentes, il aura été détruit par l'ulcération. (Observation recueillie par Hunter.)

### Pièce n° 2546.

Représentant une vessie et la plus grande partie d'un urèthre.

Au moyen d'une bougie qui occupe encore tout le canal, et traverse même le rétrécissement, on a incisé l'urèthre en avant du rétrécissement, et même en arrière : l'incision antérieure occupe le corps de la verge ; l'incision postérieure a été pratiquée à la face antérieure de la portion membraneuse ; les racines de la verge et

12

la partie bulbeuse de l'urèthre sont transformées en une masse commune par l'inflammation, et par la suppuration qui s'est établie en plusieurs points. Une bougie plus petite est placée dans une fausse route d'un pouce de longueur, qui se trouve dans la paroi supérieure de l'urèthre. Une grande partie de la portion membraneuse a été détruite par une ulcération profonde qui en a augmenté de beaucoup le diamètre. Cette fausse route se termine par un cul-de-sac semblable à la cavité d'un abcès, qui devait former une tumeur volumineuse au périnée. La portion prostatique est irrégulièrement dilatée, la vessie diminuée de capacité et hypertrophiée dans toutes ses couches. (Une partie de cette pièce se trouve dessinée et décrite dans les ouvrages de Hunter, où elle est citée comme un exemple de fausse route.)

## PIÈCE n° 2545.

Une vessie et un urèthre sont ouverts longitudinalement, de manière à laisser voir le canal de l'urèthre, et une partie de la face interne de la vessie.

La vessie est diminuée de capacité ; sa couche musculaire est hypertrophiée ; sa muqueuse est presque complétement ulcérée, couverte de lymphe plastique et de matière calculeuse. L'urèthre, dans sa portion prostatique et au commencement de sa portion spongieuse, présente de semblables ulcérations. Entre les deux, la muqueuse est indurée et couverte de lymphe plastique si irrégulièrement disposée, qu'on a de la peine à distinguer le canal ; dans ce même endroit, deux bougies sont placées de manière à montrer que deux fausses routes ont donné lieu à deux fistules qui vont se terminer obliquement au périnée. (Observation recueillie par Hunter.)

## Pièce n° 2544.

Représentant une portion de vessie et de pénis, qui sont ouverts par la partie supérieure.

Il y a un rétrécissement situé à la partie antérieure du bulbe; il est limité, à ses deux extrémités, par deux soies de sanglier, qui sont verticalement fixées dans l'urèthre; en même temps, des fibres transversales vont d'un côté à l'autre de l'urèthre, dans toute l'étendue du rétrécissement. Entre celui-ci et la prostate, le canal a été envahi par une large et profonde ulcération, qui s'est transformée en cavité, semblable à celle d'un abcès, et ne communiquant avec l'extérieur par aucun trajet fistuleux. La prostate, tant dans son tissu que dans sa face uréthrale, et la vessie en même temps, présentent de semblables ulcérations. (Observation recueillie par Hunter.)

## Pièce n° 2543.

Représentant un pénis avec sa prostate.

L'urèthre a été coupé dans ses corps caverneux; dans la portion membraneuse il y avait un rétrécissement qui a été complétement détruit par des ulcérations très-irrégulières; celles-ci ont envahi toute la place qu'occupait le rétrécissement, et même les parties voisines. Le canal, au lieu même du rétrécissement, a repris son diamètre normal. (Pièce présentée par Home.)

## Pièce n° 2542.

Au commencement de la portion membraneuse, il y avait un rétrécissement, qui a été détruit par une ulcération; celle-ci a donné passage à l'urine, qui s'est infiltrée dans les tissus, et a causé la mort du malade. On voit l'embouchure de l'uretère droit dans la vessie ; elle est très-dilatée et forme une espèce de cul-de-sac. Le rétrécissement ayant été détruit par l'ulcération, le canal a repris ses dimensions ordinaires, comme dans tout le reste de son étendue. (Observation prise par Hunter, à l'hôpital Saint-Georges.)

### PIÈCE n° 2541.

Représentant le pénis et une partie de la vessie.

L'urèthre est ouvert dans sa paroi inférieure, de façon que les corps caverneux sont restés intacts.

A près de 2 pouces du méat urinaire, se trouve un rétrécissement d'un très-petit diamètre, et la portion membraneuse en présente un second ; ils sont formés l'un et l'autre par un épaississement irrégulier de la muqueuse, dû lui-même à des replis de cette membrane. La partie intermédiaire du canal est indurée et couverte d'aspérités; les tissus environnants ont aussi augmenté de densité. En arrière du second rétrécissement, l'urèthre est dilaté, et on voit un caillot de sang qui avait donné lieu à une rétention d'urine. (Observation recueillie par Home, qui a donné la pièce au musée.)

### PIÈCE n° 2540.

Représentant la vessie, le pénis, les uretères et les reins.

Un rétrécissement de forme annulaire, et d'un diamètre de 2 millimètres et demi, est situé à la partie antérieure de la portion membraneuse, où il a dévié le canal à gauche. Immédiatement en avant, se voit une cavité hémisphérique et assez profonde, qui, de même que dans l'observation du n° 2537, a dû être produite par les instruments employés pour le cathétérisme. En arrière et près du rétrécissement, se trouve un calcul de forme ovale, à surface rugueuse, avec une largeur de 6 lignes sur une longueur de 10 ; il est enchatonné dans la portion membraneuse, et un peu dans la portion prostatique ; ces parties de canal sont elles-mêmes dilatées et ulcé-rées à leurs points de contact avec le calcul. La prostate est dans un état normal. La vessie est dilatée ; mais sa couche musculaire est hypertrophiée ; sa muqueuse est injectée , rougie , et en partie cou-verte par un dépôt de lymphe plastique , comme si , avant la mort. elle avait été le siége d'une inflammation aiguë. Les uretères et le bassinet sont très-dilatés , et le tissu du rein atrophié.

C'était un homme de 36 ans , qui avait commis beaucoup d'excès ; il garda ce rétrécissement pendant six ou sept ans , et il mourut avec un écoulement continu d'urine fétide et mucoso-purulente , de grandes douleurs dans la région lombaire , et une émaciation poussée au dernier degré. ( Observation décrite dans le traité de M. Cross, sur les *calculs urinaires,* p. 30 , pl. x.)

### Pièce n° 2539.

Représentant la vessie et le pénis d'un adulte qui mourut d'une gangrène de la vessie , consécutive à un rétrécissement ; ce dernier était accompagné d'un petit calcul uréthral qui se trouvait immédia-tement en arrière, où il jouait tout à fait le rôle d'une valvule s'op-posant à l'émission de l'urine. La vessie est hypertrophiée dans son ensemble, et le bas-fond est rempli de colonnes charnues très-pro-noncées. Une sonde introduite tient le canal ouvert en avant du rétrécissement; les corps caverneux sont injectés. Le rétrécissement, qui n'a pas plus d'un millimètre de longueur, mais une forme annu-laire, se trouve situé immédiatement en avant de la portion mem-braneuse. Au point rétréci, les tissus sous-muqueux sont indurés et hypertrophiés , et le canal n'a guère que 2 millimètres de diamètre.

Le dessin de cette observation se trouve dans le traité des mala-dies vénériennes de Hunter, à la planche 12.

## Pièce n° 2537.

Représentant la vessie et le pénis d'un jeune garçon de 6 ans.

Au-dessus du bulbe, tout près de la portion membraneuse, est un rétrécissement de forme annulaire, paraissant formé par un repli de la muqueuse, qui présente un relief d'une demi-ligne de hauteur. La muqueuse, du reste, n'est pas changée dans sa structure ; en arrière, le canal est dilaté, et présente un petit calcul fixé tout près du rétrécissement, qu'il n'a pas pu franchir. En avant du point rétréci, on voit une dépression circulaire et assez prononcée, due aux efforts et aux chocs de l'extrémité des bougies. Le plan musculeux de la vessie est hypertrophié.

Cette observation fut prise par Hunter ; elle se trouve publiée dans l'ouvrage de Home, ayant pour titre *Observations pratiques sur le traitement des rétrécissements* (t. III, p. 55 ; Londres, 1821).

A. B..., âgé de 6 ans, à la suite d'une légère maladie, éprouva des difficultés pour uriner ; à chaque fois, il s'écoulait une très-petite quantité de liquide. Cette première crise céda au bout de dix jours, et il y eut trois ou quatre récidives dans un espace de neuf mois ; mais, dans ces dernières, le jet était en tire-bouchon, et chaque accès était plus intense et de plus longue durée que le précédent ; les symptômes finirent par devenir continus. Au bout de onze semaines, il y eut un jour où le malade eut, sept fois dans une heure, de violentes envies d'uriner ; c'est à peine si, chaque fois, il rendait quelques gouttes : il y avait de la douleur et de la chaleur dans l'urèthre, de la fièvre, et la perte de l'appétit.

«Je le vis le 10 septembre 1785, dit Hunter ; une bougie très-fine parvint, mais avec difficulté, à franchir le rétrécissement ; cependant j'ordonnai qu'elle fût gardée un quart d'heure. L'impression laissée sur la bougie par le rétrécissement fut très-notable. Le lendemain, je passai de nouveau la bougie, et il put uriner un peu mieux ; mais, comme la fièvre augmentait par suite des manœuvres, je fus obligé de m'abstenir de tout traitement pendant deux ou trois jours ; au bout de ce temps, les urines s'écoulèrent par un jet continu, et le malade se dit grandement soulagé. En effet, la bougie passait beaucoup plus facilement, et le rétrécissement était en grande partie dilaté. Cependant le canal fut de nouveau contracté, et à défaut de soins, l'enfant mourut au bout de six mois.

« A l'autopsie, on trouva le rétrécissement au point même qui avait offert de la résistance à la bougie : immédiatement en avant, une cavité circulaire avait été creusée par les effets du cathétérisme, mais elle ne perforait pas la muqueuse ; en arrière, le canal était dilaté et présentait un petit calcul qui avait été arrêté par le rétrécissement ; la vessie était hypertrophiée. C'est un cas où le malade eût été guéri, si l'on eût employé une bougie caustique. » (Hunter.)

La pièce portant le n° 2538 n'a pas de rapport avec notre sujet.

### PIÈCE n° 2536.

#### Représentant un pénis.

Deux rétrécissements, de très-petit diamètre, sont situés l'un à 2 pouces et demi, et l'autre à 4 pouces du méat urinaire. A ces deux endroits, l'urèthre ne se rétrécit pas brusquement, mais par degrés. La surface du canal présente des inégalités semblables à un grand nombre de petites cordes qui seraient accolées aux parois de l'organe. On y distingue aussi des orifices et des dépressions peu profondes ; quelques-uns de ces orifices ne sont autres que ceux des follicules muqueux dilatés. En arrière du second rétrécissement, le canal est très-dilaté, et présente des plis bien marqués. Le verumontanum est effacé. A gauche de la partie membraneuse, on voit, dans l'épaisseur de la coupe, une petite cavité qui est due probablement à un abcès formé dans les tissus avoisinant le canal, mais qui ne communique pas avec ce dernier. (Tiré du musée de South Hornshyp.)

## PIÈCE n° 2535.

### Représentant la vessie et le pénis.

Toute la face interne du canal est hypertrophiée ; un grand nombre de points présentent de véritables rétrécissements froncés ; près des rétrécissements, sont des bandes brillantes qui ressemblent à du tissu cicatriciel. Des soies de sanglier ont été introduites dans les quatre principaux rétrécissements ; à l'union de la portion membraneuse avec la portion prostatique, les parois de l'urèthre sont profondément ulcérées ; le tissu des corps caverneux est induré et offre toutes les apparences du tissu fibreux ; la vessie est diminuée de capacité, sa surface présente des éminences de nature granuleuse.

## PIÈCE n° 2534.

### Représentant une partie de pénis.

L'urèthre, fendu longitudinalement, laisse voir un rétrécissement situé au-dessus du bulbe et qui a un pouce de longueur ; il est très-inégal à sa surface, car la muqueuse est couverte de bosselures dans le point rétréci. Le canal est donc ici inégalement rétréci, et présente une forme presque spirale. (Hunter, *Maladies vénériennes.*)

## PIÈCE n° 2531.

### Représentant la partie d'une vessie et d'un pénis.

Rétrécissement d'un très-petit diamètre, situé au commencement

de la portion membraneuse. Le lieu du canal où existe le rétrécissement paraît complétement oblitéré ; l'urèthre n'est pas brusquement rétréci : ainsi, en avant et en arrière du point rétréci, il y a des
dilatations en forme d'entonnoirs, dont les petites extrémités aboutissent au rétrécissement. En avant de ce dernier, la muqueuse est
intimement unie aux tissus sous-jacents, qui sont eux-mêmes très-
indurés ; du reste, elle ne présente ni plis ni fausses membranes.
En arrière, le canal est fortement dilaté, et il l'est même d'une façon
peu graduée, mais assez nettement tranchée ; de sorte qu'il a une
capacité double de l'état normal, et qu'en même temps la muqueuse
est plissée en forme de faisceaux. Le verumontanum est effacé, et
la muqueuse qui l'avoisine sensiblement ulcérée ; la vessie a son plan
musculeux hypertrophié et sa muqueuse également ulcérée.

Les pièces n° 2532 et 2533 ont peu d'importance pour la question
qui nous occupe.

### PIÈCE n° 2530.

Représentant une portion de pénis, la prostate, le col et le bas-fond de
la vessie.

À 2 pouces et demi en avant de la prostate, se trouve un rétrécissement de très-peu de longueur, qui paraît formé par l'induration et la contraction des parois dans toute la circonférence. Il ressemble à celui que nous avons décrit précédemment, seulement il
est encore plus étroit, c'est-à-dire d'un plus petit diamètre ; de plus,
il n'envahit pas aussi subitement le canal : ainsi, en avant et en
arrière du rétrécissement, l'urèthre diminue de capacité à mesure
qu'on se rapproche du point rétréci ; mais cette diminution de calibre n'existe que dans une petite étendue, car derrière le rétrécissement le canal est dilaté, et surtout dans la portion prostatique, où
l'on voit une cavité assez large, au fond de laquelle proémine le
verumontanum. La prostate est augmentée de longueur ; la mu-

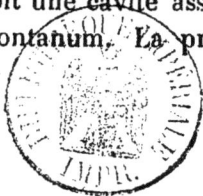

13

queuse vésicale est parsemée de petites cavités qui pénètrent entre les fibres de la couche musculaire. (Cette pièce appartenait au musée Cooper.)

## PIÈCE n° 2529.

### Représentant la vessie et l'urèthre.

A 2 pouces à peu près du méat urinaire, dans la partie spongieuse, est un rétrécissement très-étroit et de la forme du précédent. Ainsi le canal est subitement rétréci, de manière que, immédiatement en avant et en arrière, il a son diamètre normal ; le tissu même du rétrécissement est dense, et a l'apparence d'une corde fibreuse et brillante qui serait placée dans les parois de l'urèthre ; les parties voisines sont saines. En avant du rétrécissement et surtout en arrière, près de la vessie, les orifices des follicules muqueux sont très-dilatés ; dans la portion membraneuse, il y a un second rétrécissement, mais qui est peu important ; la portion prostatique est dilatée, et la prostate elle-même est augmentée de longueur ; la vessie est diminuée de capacité, et sa couche musculeuse est hypertrophiée ; la membrane muqueuse présente un grand nombre de plis.

C'est l'observation d'un homme qui fut admis à l'hôpital royal d'Édimbourg pour une rétention d'urine dont les symptômes étaient très-alarmants ; il fut soulagé momentanément par l'introduction d'une sonde, mais le mal ne tarda pas à faire des progrès qui amenèrent la mort.

## PIÈCE n° 2528.

A 2 pouces du méat urinaire, dans la partie spongieuse, se trouve un léger rétrécissement dont la forme est digne d'attention. Il est tout à fait en forme d'anneau, ou plutôt il représente bien le relief que ferait une corde dans l'intérieur de l'urèthre. En arrière du

point rétréci, sont des bandes brillantes présentant tous les caractères du tissu fibreux ; le tissu sous-muqueux qui entoure le rétrécissement est induré et intimement uni avec le corps caverneux.
En avant et en arrière du rétrécissement, l'urèthre présente son
diamètre normal.

Le dessin de cette pièce se trouve dans les ouvrages de Hunter
(planche IX, fig. 1). Elle doit représenter un des cas pour lesquels
Hunter s'exprime ainsi, à la page 230 de son 2$^e$ volume : «La maladie occupe généralement une petite longueur du canal ; du moins,
dans le plus grand nombre des cas que j'ai vus, le rétrécissement
n'occupait qu'un espace semblable à celui que tiendrait une petite
ficelle entourant l'urèthre avec force et faisant saillie dans le canal.»

-----

**Musée anatomique de l'hôpital Saint-Bartholomé à Londres.**

La classification a été faite par Edward STANLEY, professeur d'a-
natomie à l'hôpital Saint-Bartholomé, et James PAGET, professeur
de physiologie au même hôpital.

### PIÈCE n° 1.

Elle présente un pénis avec un rétrécissement de la portion spongieuse de l'urèthre, à 4 pouces du méat urinaire. Le canal est presque oblitéré dans un demi-pouce de sa longueur, et les tissus environnants sont indurés et hypertrophiés; la muqueuse est notablement
rétractée. Le rétrécissement peut à peine être traversé par une sonde
du plus petit diamètre. Le reste du canal paraît sain ; il n'y a pas
d'ulcération.

## PIÈCE n° 2.

Elle ne présente que la partie antérieure d'un pénis.

Rétrécissement situé dans la partie spongieuse, à près de 2 pouces du méat urinaire. En arrière du rétrécissement, le canal est dilaté, a des parois ulcérées, et présente des trajets fistuleux qui se continuent jusqu'à l'extérieur. En avant du rétrécissement, on voit deux fausses routes latérales, d'un centimètre de longueur chacune, et dues aux efforts du cathétérisme.

## PIÈCE n° 3.

Une coupe longitudinale de l'urèthre laisse apercevoir un rétrécissement de la partie spongieuse, qui a une étendue d'un centimètre, et qui est situé à 2 pouces en avant du bulbe. Le rétrécissement est de forme annulaire, et constitué par un tissu d'un blanc grisâtre ; en arrière de la partie rétrécie, le canal est dilaté. Le tissu blanc grisâtre nous paraît être de la lymphe plastique.

## PIÈCE n° 4.

Coupe longitudinale de l'urèthre laissant apercevoir un rétrécissement qui a moins d'un centimètre de long, et qui est situé à la jonction de la portion membraneuse et de la portion bulbeuse. La muqueuse est ulcérée dans toute la longueur du rétrécissement.

## PIÈCE n° 5.

Section longitudinale d'une paroi, faite pour montrer, dans la partie spongieuse de l'urèthre, et à 3 pouces du méat urinaire, un rétrécissement qui a plus d'un centimètre de long, et qui peut à peine être traversé par une sonde du plus petit diamètre. La muqueuse est profondément ulcérée dans le lieu même du rétrécissement; en arrière, le canal n'est pas très-dilaté, ce qui s'explique facilement par la présence de trajets fistuleux entre le rétrécissement et la vessie, l'urine se trouvant ainsi avoir un assez libre cours.

### PIÈCE n° 6*

Ne présentant qu'une portion de pénis.

Rétrécissement situé à près d'un pouce en avant du bulbe. La sonde, dans une fausse route, a ouvert un passage qui s'étend du rétrécissement jusqu'auprès du bulbe, et se termine par une cavité assez vaste et surtout irrégulière. On voit un petit calcul qui est comme enchâtonné dans un des conduits excréteurs des glandes de Cowper.

### PIÈCE n° 7.

Présentant une section longitudinale faite pour montrer l'urèthre et la vessie.

Rétrécissement de la portion spongieuse, situé à près de 3 pouces en avant du bulbe, et offrant une longueur de 3 centimètres. Derrière le rétrécissement, le canal est notablement dilaté; au bas-fond de la vessie, se trouve une espèce de tumeur, formée par la projection de la muqueuse vésicale à travers les fibres musculaires, qui sont elles-mêmes hypertrophiées. Cette observation nous semble offrir un certain intérêt, vu la longueur du rétrécissement.

### PIÈCE n° 8.

Représentant la vessie et l'urèthre.

Rétrécissement commençant un peu en avant du bulbe, et se continuant jusqu'à la prostate, c'est-à-dire présentant une longueur d'un peu plus de 3 centimètres. Dans tout ce trajet, la muqueuse est indurée et hypertrophiée ; immédiatement en avant du rétrécissement, le canal de l'urèthre semble se perdre dans une petite cavité. Là se trouvent sept ou huit trajets fistuleux qui communiquent avec l'extérieur, et dont l'un va jusqu'au périnée (voir la planche VIII). Le plan musculeux de la vessie est hypertrophié, et l'un des uretères est dilaté à son embouchure dans la vessie.

## PIÈCE n° 9.

### Coupe permettant de voir l'urèthre et la vessie.

Rétrécissement en forme d'anneau, situé immédiatement en avant du bulbe. La vessie est dilatée dans sa totalité, et le plan musculeux est hypertrophié. En avant du rétrécissement, le canal est assez dilaté, mais il l'est encore plus en arrière.

## PIÈCE n° 10.

### Coupe représentant l'urèthre et la vessie.

La membrane muqueuse de ces deux organes est boursouflée dans toute son étendue, sans que pourtant aucune partie de l'urèthre soit spécialement rétrécie. Dans la portion spongieuse de l'urèthre, près du bulbe, se trouvent des fistules incomplètes, de peu de profondeur, et résultant de l'ulcération. L'infiltration de l'urine dans le tissu du corps caverneux lui a donné un aspect gangréneux bien caractérisé. Le gland a été complétement détruit. Nous regardons cette pièce comme prouvant très-bien qu'on peut trouver dans l'urèthre des ulcérations profondes et des boursouflements, sans rétrécissement.

## PIÈCE n° 11.

Représentant la vessie et une seule portion de l'urèthre.

Au-dessus du bulbe, se trouve un gros calcul, de forme ovalaire, offrant une longueur de 2 centimètres et demi, dans son plus petit diamètre, et dans le plus grand, une longueur d'un peu plus de 3 centimètres. Immédiatement en avant du calcul, il y a un petit rétrécissement ; autour et en arrière, le canal est dilaté et ulcéré ; les parois sont hypertrophiées, et l'un des lobes latéraux de la prostate est plus allongé que l'autre. En avant du calcul et du rétrécissement, on voit très-distinctement les orifices des follicules muqueux du canal ; cependant ils ne paraissent pas anormalement dilatés. Mais tout près du rétrécissement, on remarque deux de ces orifices qui sont assez ouverts pour pouvoir donner lieu à une fausse route.

Un dessin de cette pièce, si curieuse par la grosseur du calcul, a été publié à Londres, en 1817, dans les *Essais sur les affections calculeuses*, par le D<sup>r</sup> Marcet.

## PIÈCE n° 12.

Représentant la vessie et l'urèthre.

En avant du bulbe, une longue portion de l'urèthre est superficiellement ulcérée ; deux de ces ulcérations sont assez profondes pour établir des communications avec les tissus environnants ; une autre se termine en cul-de-sac dans le tissu sous-muqueux ; la muqueuse vésicale est boursouflée et indurée, et le plan musculeux hypertrophié ; à la face interne de la vessie, se trouve une couche de fausses membranes non complétement organisées, mais qui sont formées tout à la fois par un dépôt de lymphe plastique et de matières calculeuses.

Nous voulons prouver, par cette observation, qu'il peut y avoir des ulcérations profondes de l'urèthre sans rétrécissement.

## PIÈCE n° 13.

### Représentant la vessie et l'urèthre.

Le rétrécissement est situé immédiatement en avant du bulbe ; du bulbe à la vessie, la muqueuse uréthrale est ulcérée dans quelques points, et dans d'autres elle est couverte de fongosités et de petits calculs qui y sont déposés ; la vessie est fortement hypertrophiée et diminuée de capacité ; la muqueuse en est superficiellement ulcérée, elle offre de grands plis et de petites tumeurs formées par le boursouflement du tissu sous-jacent ; elle est presque entièrement couverte de matières calculeuses. En avant du rétrécissement, quelques orifices des follicules muqueux sont dilatés, mais les fongosités dont nous avons parlé ne constituent pas le rétrécissement ; en avant de ce dernier, il n'y a ni ulcérations ni dépôts calculeux ; en arrière, l'urèthre est dilaté.

Cette pièce prouve bien que les fongosités de l'urèthre et le rétrécissement ne sont pas du tout la même chose.

## PIÈCE n° 14.

Modèle en cire d'un urèthre offrant un léger rétrécissement qui est situé immédiatement derrière le bulbe.

## PIÈCE n° 15.

### [Représentant la vessie et l'urèthre.

Rétrécissement situé immédiatement en avant du bulbe, dans la portion spongieuse ; il est d'un très-petit diamètre, mais il a un bon pouce de longueur ; la partie du canal qui est en arrière du rétré-cissement est anormalement dilatée ; le plan musculeux de la vessie, qui a bien un demi-pouce d'épaisseur, forme, à la face interne, des colonnes et des replis qui témoignent de son hypertrophie. Dans le tissu spongieux qui entoure le rétrécissement, il y a dépôt de lymphe plastique et hypertrophie de la muqueuse uréthrale.

PIÈCE n° 16.

Représentant l'urèthre et la vessie.

Rétrécissement situé au-dessus du bulbe et au commencement de la portion membraneuse ; la muqueuse est ulcérée dans le lieu même du rétrécissement ; la muqueuse vésicale est hypertrophiée, elle présente des fongosités qui sont recouvertes par de la poussière graveleuse et même par de petits calculs. Dans le bas-fond de la vessie, près de la prostate, une ulcération profonde a perforé la vessie, et l'urine, en s'écoulant par ce passage, s'est infiltrée dans les tissus voisins, et a donné lieu à une cavité large et irrégulière qui est située entre la vessie et le rectum.

L'ulcération qui existe au lieu même du rétrécissement est peu profonde, et c'est ce qui explique, d'après nous, pourquoi elle n'a pas détruit le rétrécissement lui-même.

PIÈCE n° 17.

Représentant la vessie et l'urèthre.

Les 5 pouces antérieurs de l'urèthre, ainsi que les corps caverneux correspondants, ont été détruits par la gangrène ; après la partie gangrenée, l'urèthre se perd dans une cavité anfractueuse,

14

comme celle de certains abcès. A la partie antérieure de la face externe de la vessie, se trouve un large cul-de-sac, formé par la hernie
de la muqueuse à travers les fibres musculaires.

## PIÈCE n° 18.

Représentant le pénis incisé longitudinalement, ainsi que le col et une partie
du bas-fond de la vessie.

La muqueuse uréthrale est épaissie dans toute son étendue ; à
2 pouces du méat urinaire, se trouve un rétrécissement de peu
d'étendue, mais de forme annulaire, et présentant latéralement une
dépression qui a été perforée dans une fausse route ; la sonde a traversé tout le corps caverneux du côté gauche, la prostate, et a pé-
nétré jusque dans la vessie. En arrière du rétrécissement, le canal,
très-dilaté, présente la forme d'un cône, dont le sommet touche le
point rétréci et dont la base se perd dans la vessie.

Cette pièce prouve, comme on devait être porté à le penser, que
les dilatations de l'urèthre sont d'autant plus prononcées que les rétrécissements sont plus près du méat urinaire.

## PIÈCE n° 19.

Représentant l'urèthre et la vessie.

Rétrécissement situé à 1 pouce en avant du bulbe. Il a été con-
servé dans toute sa circonférence, ce qui a permis d'en mesurer
exactement l'étendue, qui est d'un peu plus de 2 centimètres. Pour
la même raison, on a pu disséquer avec soin la muqueuse de chaque
côté ; elle est hypertrophiée, mais elle a l'aspect du tissu fibreux. Le
plan musculeux de la vessie est hypertrophié, et le canal de l'urèthre
dilaté en arrière du rétrécissement. Au point rétréci, le tissu spongieux n'est pas le même qu'ailleurs ; les cellules sont détruites et

remplacées par de la lymphe plastique coagulée. Le rétrécissement lui-même ne présente ni brides, ni valvules, ni fongosités, ni dilatation variqueuse ; le canal est simplement rétréci par l'hypertrophie de la muqueuse et le dépôt de lymphe plastique dans le tissu spongieux environnant. En arrière du rétrécissement, les orifices des follicules muqueux sont très-dilatés, surtout dans la portion prostatique ; en avant, ils le sont aussi, mais beaucoup moins.

## PIÈCE nᵒ 20.

### Représentant le pénis.

Rétrécissement situé un peu en avant du bulbe. La muqueuse est indurée et hypertrophiée dans le lieu même du rétrécissement ; en arrière de celui-ci, le canal est très-dilaté, surtout près du rétrécissement, qui, lui, ne laisse passer qu'une soie de sanglier. Une autre soie de sanglier traverse une fausse route latérale, d'un centimètre de longueur, causée par les manœuvres du cathétérisme. Autour de la partie rétrécie, le tissu spongieux offre un dépôt de lymphe plastique, qui a comblé toutes les cellules. Le rétrécissement a la forme d'un entonnoir, dont la petite extrémité regarde en avant et le pavillon en arrière ; les orifices des follicules muqueux ne sont dilatés en aucun endroit.

## PIÈCE nᵒ 21.

### Représentant le pénis.

Rétrécissement situé dans la partie spongieuse, à 2 pouces et demi en arrière du méat urinaire. En arrière du rétrécissement, tout le canal est largement dilaté, et les parois sont hypertrophiées ; la membrane muqueuse est fortement plissée, et couverte d'ulcérations superficielles ; elle présente même, dans sa partie postérieure, de petites cavités, dont deux se terminent en cul-de-sac dans les corps caverneux, et dont l'une va jusqu'à la prostate. Cette même partie du canal est parsemée d'éminences et de dépressions, et, au fond de quelques-unes de ces dernières, on aperçoit l'orifice élargi des follicules muqueux. En avant du rétrécissement, ces orifices ne sont pas dilatés ; le rétrécissement lui-même est constitué par l'hypertrophie de la membrane muqueuse et par le dépôt de lymphe plastique dans les limites du tissu spongieux environnant.

## Pièce n° 22.

### Représentant l'urèthre.

La membrane muqueuse est très-épaissie, très-hypertrophiée. Le canal présente deux rétrécissements, situés, l'un immédiatement en avant du bulbe, et l'autre à près de 2 pouces en arrière du méat urinaire. Cette pièce nous semble intéressante, vu le double rétrécissement, et en même temps l'épaississement considérable de la membrane muqueuse.

## Pièce n° 23.

### Représentant un pénis.

L'urèthre présente deux rétrécissements, dont l'un est situé à près de 2 pouces du méat urinaire, et l'autre immédiatement en avant du bulbe. La membrane muqueuse est hypertrophiée dans toute son étendue, et, dans un grand nombre de points, offre des ulcérations superficielles ; en arrière de chaque rétrécissement, le canal est notablement dilaté.

Cette pièce nous paraît très-intéressante, par la preuve qu'elle donne d'un double rétrécissement, en même temps que la différence qui existe entre les ulcérations et le rétrécissement.

Les pièces portant les n°⁵ 24, 25, 26, 27, 28, 29, 30 et 31, représentent des cas d'anatomie pathologique, qui sont pour nous sans importance.

## PIÈCE n° 32.

Représentant l'urèthre et la vessie, et préparée de manière à faire voir quelques-unes des conséquences des rétrécissements.

A la réunion du bulbe avec la portion membraneuse, une large ouverture a été formée par l'ulcération, et l'urine, en s'écoulant à travers cette ouverture, s'est épanchée dans le périnée. La plaie du rétrécissement est occupée par une ulcération ; celle-ci, loin d'être cause, est donc au contraire un moyen naturel de détruire le rétrécissement. En arrière de l'ouverture formée par l'ulcération, le canal a son diamètre normal ; le plan musculeux de la vessie est hypertrophié, et la capacité de cet organe sensiblement diminuée.

## PIÈCE n° 33.

Représentant l'urèthre et la vessie.

Un rétrécissement était situé à près de 2 pouces du méat urinaire ; mais il a été détruit par une ulcération qui occupe sa place. Cette ulcération a perforé la paroi uréthrale, de manière que l'urine a pu s'épancher dans le tissu voisin et même couler à l'extérieur. Toute la partie du canal située derrière l'ulcération est dilatée, hypertrophiée dans ses parois, présente une couleur rouge, et même, dans la portion membraneuse, elle est superficiellement ulcérée. Le plan musculeux de la vessie est hypertrophié ; la muqueuse est rouge, et, même en beaucoup d'endroits, couverte de lymphe plastique organisée.

Cette pièce, aussi bien que la précédente, prouve clairement qu'une ulcération peut détruire un rétrécissement.

Les pièces portant les nᵒˢ 34, 35 et 36, ne nous présentent aucun intérêt.

## PIÈCE n° 37.

Représentant l'urèthre d'un homme, dans lequel on avait introduit beaucoup d'instruments pour guérir un rétrécissement.

A 2 pouces en avant du bulbe, et jusqu'à la prostate, se trouvent des brides planes et étroites, ayant chacune une longueur d'un demi-centimètre à 1 centimètre et demi. Quelques-unes sont accolées entièrement à la paroi du canal; mais la plupart ont une de leurs extrémités fixée au côté gauche, et l'autre au côté droit de l'urèthre, se dirigeant tantôt obliquement, tantôt dans le sens même du diamètre. Les plus obliques sont les plus rapprochées de la vessie; il y en a en tout une dizaine.

La pièce n° 38, qui est la dernière de cette collection, n'offre pas un intérêt qui ait trait à notre sujet.

---

**Musée de l'hôpital de Guy à Londres.**

## PIÈCE n° 2407.

Représentant l'urèthre et une partie de la vessie. Un rétrécissement est situé au-dessus du bulbe; en avant, les orifices des follicules muqueux sont très-dilatés, à la paroi supérieure seulement, et en arrière, le canal présente plusieurs ulcérations.

## PIÈCE n° 2407⁷⁵.

Représentant une partie de la vessie et de l'urèthre. Un rétrécissement occupe le commencement de la portion membraneuse ; près de lui, les corps caverneux présentent un assez bon nombre d'abcès. En arrière, l'urèthre est dilaté ; il offre des trajets fistuleux causés par l'infiltration de l'urine. La vessie est hypertrophiée.

### PIÈCE n° 2407 [85].

Représentant la vessie et une partie de l'urèthre. A 2 pouces en avant du verumontanum, il y a un rétrécissement de très-petit diamètre, et ayant l'apparence d'une corde qui ferait relief dans le canal ; chacun des côtés du rétrécissement présente une fausse route d'un centimètre de longueur. En arrière, le canal est dilaté et même ulcéré ; la vessie est hypertrophiée.

### PIÈCE n° 2409.

Représentant la vessie et une grande partie de l'urèthre. Dans plus d'un centimètre d'étendue, la portion spongieuse est complétement oblitérée ; en arrière de cette occlusion, il y a des ulcérations, des trajets fistuleux, et même des abcès au périnée. Un peu en avant de la portion membraneuse, les parois du canal sont couvertes de végétations ; la vessie est hypertrophiée.

### PIÈCE n° 2412 [90].

Représentant la vessie et le pénis. En arrière d'un rétrécissement qui est situé dans la portion spongieuse, il existe plusieurs petits calculs qui sont enchatonnés dans de petites cavités des parois de l'urèthre. La portion prostatique présente un kyste qui est également rempli de calculs. Deux fausses routes commencent au niveau du rétrécissement, traversent la prostate, et vont se terminer dans la vessie. Ce dernier organe est hypertrophié, et sa muqueuse est couverte de dépressions de différentes grandeurs.

## PIÈCE n° 2405.

Représentant la vessie et l'urèthre. Occlusion complète du canal, de près de 1 centimètre de longueur, située à l'extrémité postérieure de la partie spongieuse. A l'un de ses côtés, on voit une fausse route; en arrière, l'urèthre est ulcéré, perforé, et présente des passages par lesquels l'urine s'est infiltrée ; ce fut même cette complication qui amena la mort du malade.

## PIÈCE n° 2405 ²⁵.

Représentant la vessie et une partie de l'urèthre. La portion membraneuse présente deux rétrécissements, entre lesquels se trouve un trajet fistuleux communiquant avec l'extérieur. La vessie est hypertrophiée.

## PIÈCE n° 2406.

Représentant la vessie et l'urèthre. Au-dessus du bulbe, existe un rétrécissement, en arrière duquel le canal est extrêmement dilaté, et présente des trajets fistuleux ; en avant, les orifices des follicules muqueux sont très-ouverts ; la vessie est hypertrophiée, et diminuée de capacité.

## PIÈCE n° 2408.

Représentant l'urèthre et une partie de la vessie. Les portions spongieuse et membraneuse présentent chacune un rétrécissement. Près de la prostate, on voit deux trajets fistuleux ; la vessie est hypertrophiée, et diminuée de volume. Le lobe moyen de la prostate est un peu hypertrophié, de manière à obstruer le canal, comme nous l'avons déjà dit, et comme M. Mercier l'a si bien signalé.

## Pièce n° 2091 [80].

Représentant une partie de la vessie et de l'urèthre. Au commencement de la portion membraneuse, se trouve un rétrécissement, au niveau duquel on a fait une fausse route. L'urèthre est épaissi dans toute son étendue ; la muqueuse, qui l'est aussi dans la portion membraneuse, présente des fausses membranes.

Il survint une inflammation générale de l'urèthre quelques jours avant la mort, qui, elle, fut causée par une rétention d'urine.

## Pièce n° 2412 [9].

Représentant une vessie dont la capacité est diminuée de beaucoup, et un urèthre présentant un rétrécissement, et de nombreux trajets fistuleux. La vessie communique avec l'extérieur par une large ouverture fistuleuse qui se trouve au niveau de l'ombilic.

## Pièce n° 2412 [18].

Représentant la vessie et une partie de l'urèthre. A la suite d'un rétrécissement, il s'est formé de larges abcès entre la vessie et le rectum, et, en même temps, une vaste infiltration urineuse. La vessie est hypertrophiée dans sa couche musculaire, et présente de nombreux faisceaux. Dans l'épaisseur des parois, il y a un calcul qui ne paraît pas communiquer avec l'intérieur de l'organe.

## Pièce n° 2412 [27].

Représentant la vessie et l'urèthre. Il existe un rétrécissement,

15

situé au-dessus du bulbe. Les portions membraneuse et prostatique sont profondément ulcérées ; il y a même des trajets fistuleux qui vont se perdre dans les tissus de la prostate, où ils ont donné lieu à de vastes abcès ; les couches de la vessie sont hypertrophiées, et sa surface interne est fortement fasciculée.

### PIÈCE n° 2412 [50].

Représentant une vessie et un urèthre qui montrent quelques-unes des conséquences des rétrécissements. La vessie est hypertrophiée et diminuée de volume ; il y a des fausses routes qui traversent le bulbe.

### PIÈCE n° 2412 [45].

Représentant la vessie, le pénis et le rectum. Un rétrécissement est situé dans la portion spongieuse, à 2 pouces environ du méat urinaire. La portion membraneuse est occupée, dans son entier, par des ulcérations et des trajets fistuleux : un vaste abcès, par suite de l'infiltration de l'urine, s'est formé entre la vessie et le rectum. Le tissu cellulaire qui l'entoure est excessivement hypertrophié et induré.

### PIÈCE n° 2412 [54].

Représentant la vessie et le pénis. Un rétrécissement est situé dans la portion membraneuse de l'urèthre : le malade mourut d'une gangrène consécutive à l'épanchement de l'urine dans les tissus du pénis et du périnée.

### PIÈCE n° 2412 [60].

Représentant la vessie et une partie du pénis. A un peu plus d'un pouce en avant du bulbe, l'urèthre était complétement oblitéré ; le canal était remplacé par une fausse route, de 2 pouces de longueur, conséquence de l'oblitération. Le malade succomba à la gangrène qui fut occasionnée par l'infiltration urineuse dans une grande étendue.

## Pièce n° 2395.

Elle représente un pénis et la vessie. Il y a un calcul dans la portion membraneuse, et un autre s'est implanté dans le col de la vessie. Dans les deux lobes latéraux de la prostate, se trouvent des abcès qui contiennent des matières calculeuses. Un rétrécissement est situé à un peu plus d'un pouce du méat urinaire ; la fin de la portion membraneuse et toute la portion prostatique sont ulcérées.

## Pièce n° 2410.

Rétrécissement en avant du bulbe ; la partie antérieure du verumontanum est occupée par des excroissances et des fausses routes. La vessie est hypertrophiée et augmentée de capacité ; mais les excroissances et le rétrécissement sont des choses différentes.

## Pièce n° 2411.

Représentant un urèthre et une vessie. Un rétrécissement est situé à la fin de la portion membraneuse, à 1 pouce en avant du verumontanum. Immédiatement derrière le rétrécissement, se trouve un repli muqueux, ressemblant à un polype en forme de languette, dont la base est adhérente à la paroi de l'urèthre, et dont le sommet est libre dans le canal. La vessie est hypertrophiée et diminuée de volume.

Le rétrécissement fut traité par le cathétérisme. Il survint des symptômes fâcheux du côté du thorax, et le malade mourut subitament. A l'autopsie, on trouva un anévrysme de l'aorte qui s'était ouvert dans le poumon. Le rétrécissement n'était donc assez intense ni pour amener la mort, ni pour donner lieu à des trajets fistuleux.

PIÈCE n° 2398 [25].

Rétrécissement situé dans la portion membraneuse, avec froncement de la membrane muqueuse. Les couches de la vessie sont hypertrophiées, et toute la portion prostatique est envahie par une large cavité qui rendait très-difficile l'entrée dans la vessie, car les sondes étaient toujours arrêtées.

PIÈCE n° 2402 [50].

Rétrécissement ayant environ une longueur de 5 millimètres, et d'un diamètre très-petit, se trouvant situé à 2 pouces du méat urinaire.

PIÈCE n° 2398 [80].

Rétrécissement commençant à 1 pouce du méat urinaire, et ne se terminant qu'au bulbe ; dans toute cette étendue, la muqueuse est hypertrophiée. En avant du rétrécissement, les orifices des follicules muqueux sont très-dilatés, et, dans la portion prostatique, il y a des trajets fistuleux.

PIÈCE n° 2399.

Elle représente une partie de la vessie et du pénis, et toute la prostate. Au commencement de la prostate, il existe une valvule qui a été signalée depuis longtemps par M. Mercier ; elle semble formée par un repli de la membrane muqueuse, ou plutôt, d'après l'auteur que nous venons de citer, par l'hypertrophie générale et uniforme des granulations sus-montanales de la glande. Le canal est très-dilaté dans la portion membraneuse, et même dans la portion prostatique, où il forme une espèce de cul-de-sac.

### Pièce n° 2402 20.

Représentant une partie de l'urèthre et la vessie. Ce dernier organe est diminué de capacité : un rétrécissement occupe le commencement de la portion membraneuse ; les tissus environnants sont indurés. Au point même qui est rétréci, la muqueuse forme un grand nombre de plis ; en arrière, et un peu latéralement, il y a une espèce de valvule.

### Pièce n° 2402 25.

Rétrécissement situé au commencement de la portion spongieuse. Au même niveau, se voit l'ouverture interne d'un trajet fistuleux qui communique avec l'extérieur. Dans le point même qui est rétréci, la muqueuse est encore plissée.

### Pièce n° 2403.

Rétrécissement situé à la fin de la portion spongieuse, tout près du bulbe : il a plus d'un centimètre de longueur, et il fronce la membrane muqueuse dans cette même étendue.

### Pièce n° 2403 50.

Rétrécissement de 4 millimètres de diamètre, situé à la partie moyenne de la portion membraneuse, mais le canal n'est pas brusquement rétréci, car il forme deux cônes, l'un antérieur et l'autre postérieur au rétrécissement, mais qui tous deux aboutissent à ce dernier par leur petite extrémité.

PIÈCE n° 2404.

Rétrécissement à tissu très-dense, situé un peu en avant de la portion membraneuse; il a à peu près 2 centimètres de longueur; la muqueuse, au point rétréci, est inégale, et présente des espèces de rugosités.

PIÈCE n° 2401 [25].

On voit l'urèthre dans 4 pouces de sa longueur; il est facile de distinguer sur la membrane muqueuse du tissu cicatriciel provenant de la guérison d'un rétrécissement, mais qui n'a pas donné lieu à un nouveau rétrécissement.

PIÈCE n° 2401 [38].

Représentant un rétrécissement situé à un peu plus d'un centimètre du méat urinaire. De la fosse naviculaire, partent de petits trajets fistuleux qui vont aboutir au frein.

PIÈCE n° 2401 [50].

Représentant un rétrécissement situé dans la portion spongieuse.

PIÈCE n° 2401 [75].

Représentant un rétrécissement qui occupe toute la portion membraneuse. La vessie est hypertrophiée.

PIÈCE n° 2401 [87].

Rétrécissement ayant un peu plus d'un centimètre de longueur, situé au commencement de la portion membraneuse, tout près du bulbe : en arrière du rétrécissement, et près de la prostate, il y a une ulcération ; la vessie est hypertrophiée et diminuée de capacité, et sa membrane muqueuse offre de nombreux replis.

### PIÈCE n° 2402.

Rétrécissement situé un peu en avant de la portion membraneuse ; dans le lieu même du rétrécissement, la membrane muqueuse est fortement plissée.

### Musée de l'Université à Londres.

### PIÈCE n° 4109.

Rétrécissement de l'urèthre situé au-dessus du bulbe ; abcès dans le périnée, et conséquences générales des rétrécissements.

### PIÈCE n° 782.

Rétrécissement d'un très-petit diamètre situé au-dessus du bulbe ; abcès dans le périnée et dans la prostate, mais qui ne communiquent pas avec le canal.

### PIÈCE n° 1617.

Deux rétrécissements, dont l'un est situé dans la portion membraneuse, et l'autre dans la portion spongieuse, à 1 pouce du méat urinaire. Entre les deux, le canal est dilaté, et présente un trajet fistuleux qui s'ouvre à l'extérieur.

PIÈCE n° 3641.

Rétrécissement situé au-dessus du bulbe ; tissus du pénis infiltrés d'urine ; épanchement du même liquide dans le péritoine, consécutif à une perforation de la paroi supérieure de la vessie.

PIÈCE n° 2184.

Rétrécissement situé au-dessus du bulbe ; dilatation du canal en arrière ; fistule commençant au niveau du rétrécissement, et aboutissant au périnée.

PIÈCE n° 2185.

Rétrécissement situé au-dessus du bulbe, et accompagné d'une maladie de la vessie et du rein.

PIÈCE n° 2182.

Rétrécissement situé au-dessus du bulbe ; infiltration de l'urine dans les tissus de la verge.

PIÈCE n° 1186.

Léger rétrécissement situé au commencement de la portion membraneuse, et qu'on soignait par la dilatation avec les bougies.

PIÈCE n° 2425.

Rétrécissement situé dans la portion spongieuse, à peu près à

2 pouces du méat urinaire, et en forme d'une corde faisant relief dans le canal.

PIÈCE n° 815.

Rétrécissement situé dans la portion spongieuse, à 1 pouce environ du méat urinaire, et d'une longueur de 2 à 3 centimètres ; il est formé par un tissu fibreux élastique.

PIÈCE n° 482.

Rétrécissement qui est situé dans la portion membraneuse, et suivi des conséquences ordinaires.

PIÈCE n° 2234.

Rétrécissement situé, comme le précédent, dans la portion membraneuse.

PIÈCE n° 780.

Rétrécissement situé dans la portion spongieuse, tout près du bulbe : il a la forme de la corde qui ferait relief dans le canal.

PIÈCE n° 1228.

Trois rétrécissements, dont deux sont situés dans la portion spongieuse, et un dans la portion membraneuse ; tout près de ce dernier, il y a un trajet fistuleux qui va s'ouvrir au périnée.

PIÈCE n° 468.

Rétrécissement occupant le commencement de la portion membraneuse ; au niveau du point rétréci, on a fait une fausse route qui a près de 2 centimètres d'étendue.

## PIÈCE n° 800.

Rétrécissement situé au-dessus du bulbe ; il est accompagné de toutes les conséquences ordinaires, mais portées au plus haut degré.

## PIÈCE n° 816.

Rétrécissement situé à l'extrémité postérieure de la portion spongieuse ; fausse route commençant au point rétréci , et se terminant à la fin de la portion membraneuse.

# EXPLICATION DES PLANCHES.

PLANCHE I. — Représente un pénis.

*a*. Brides de l'urèthre; *b*. idem.
*c*. Une bougie; *c. d. e. f.* idem, idem.

PLANCHE II. — Représente la vessie et le pénis.

*a*. Canal de l'urèthre en avant de l'occlusion.
*c*. Canal de l'urèthre en arrière de l'occlusion.
*d*. Obstruction complète du canal de l'urèthre.
*e*. Fausse route.
*d*. Verumontanum.
*f*. Bougie qui traverse la fausse route.

PLANCHE III. — Représente une partie de l'urèthre et la vessie.

*a*. Partie de l'urèthre rétrécie.
*b. c. d.* Des caroncules ou carnosités de l'urèthre, situées en arrière du rétrécissement, et complétement différentes de celui-ci.
*c'. c.* Sonde qui traverse un trajet fistuleux dans la paroi inférieure de la portion prostatique de l'urèthre.

PLANCHE IV. — Représente le pénis et une partie de la vessie.

*a*. Commencement d'un rétrécissement.
*b.* Partie moyenne.
*c*. Terminaison du rétrécissement.
*f. g. g. h.* Représentent des bougies qui traversent des trajets fistuleux situés en arrière du rétrécissement, soit dans l'urèthre, soit dans la vessie.
*d*. Partie dilatée de l'urèthre située en arrière du rétrécissement.

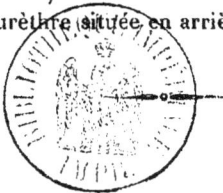

Pl. 1.

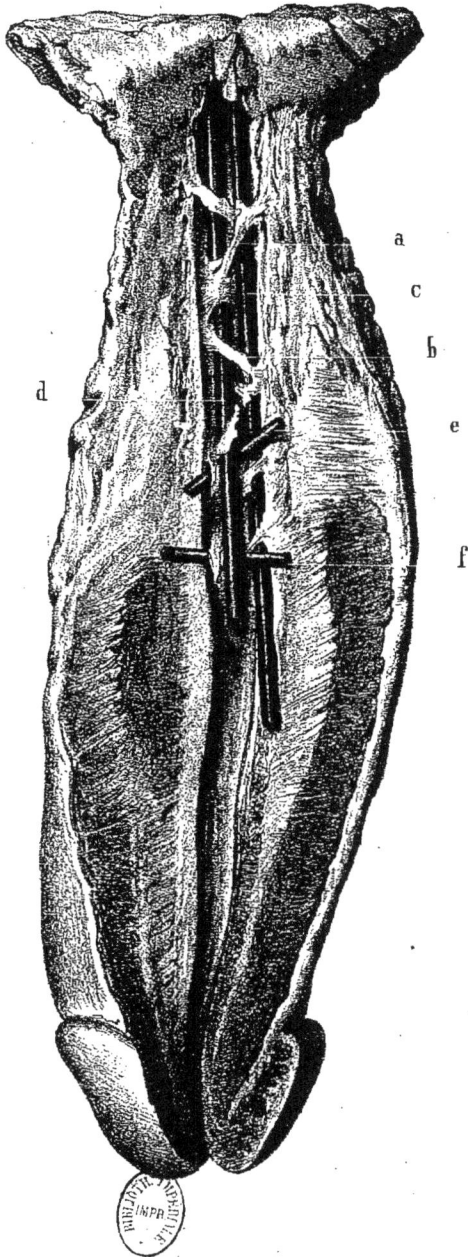

a

c

b

d

e

f

Léveillé, Lith. d'après M.ᵣ Godart.

Lith. H. Jannin, Paris

Pl. 2 .

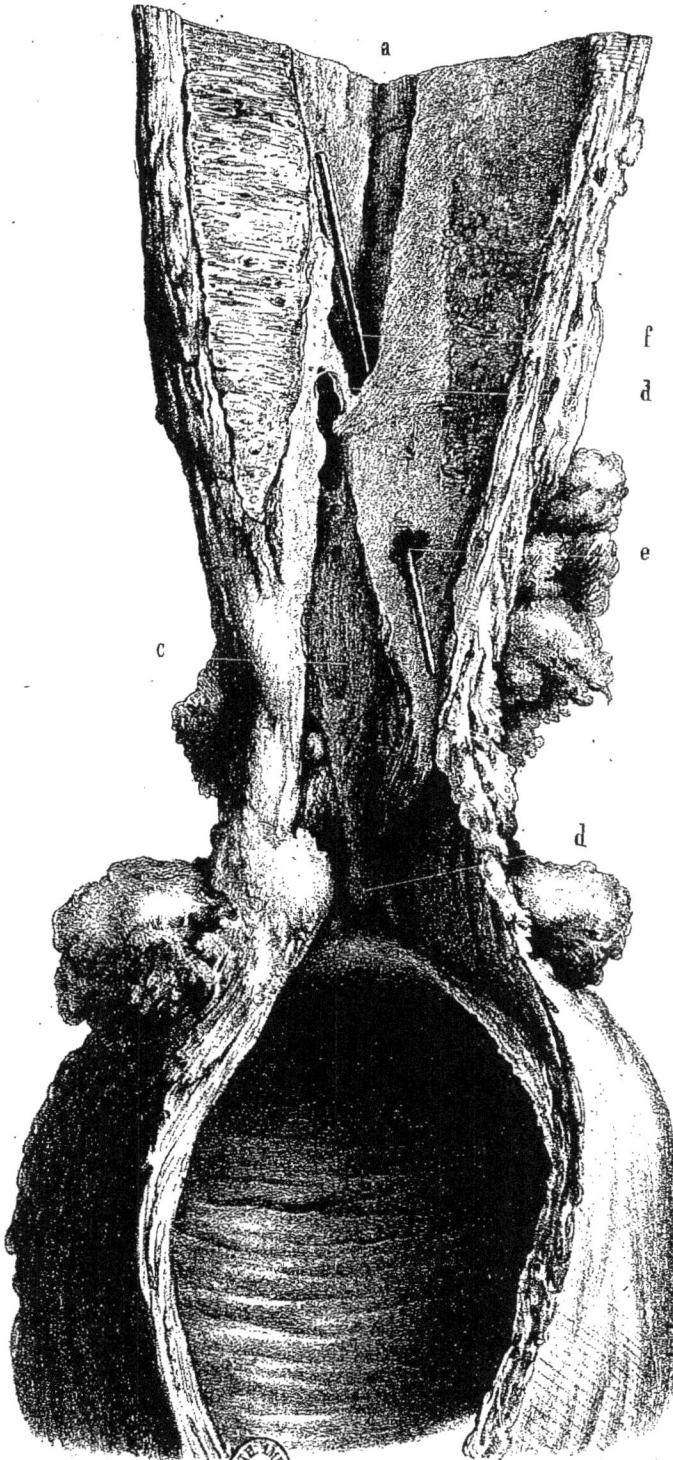

a

f

d

e

c

d

Léveillé Lith . d'après M.ᵣ Godart.

Lith. H. Jamin, Paris.

Pl. 3.

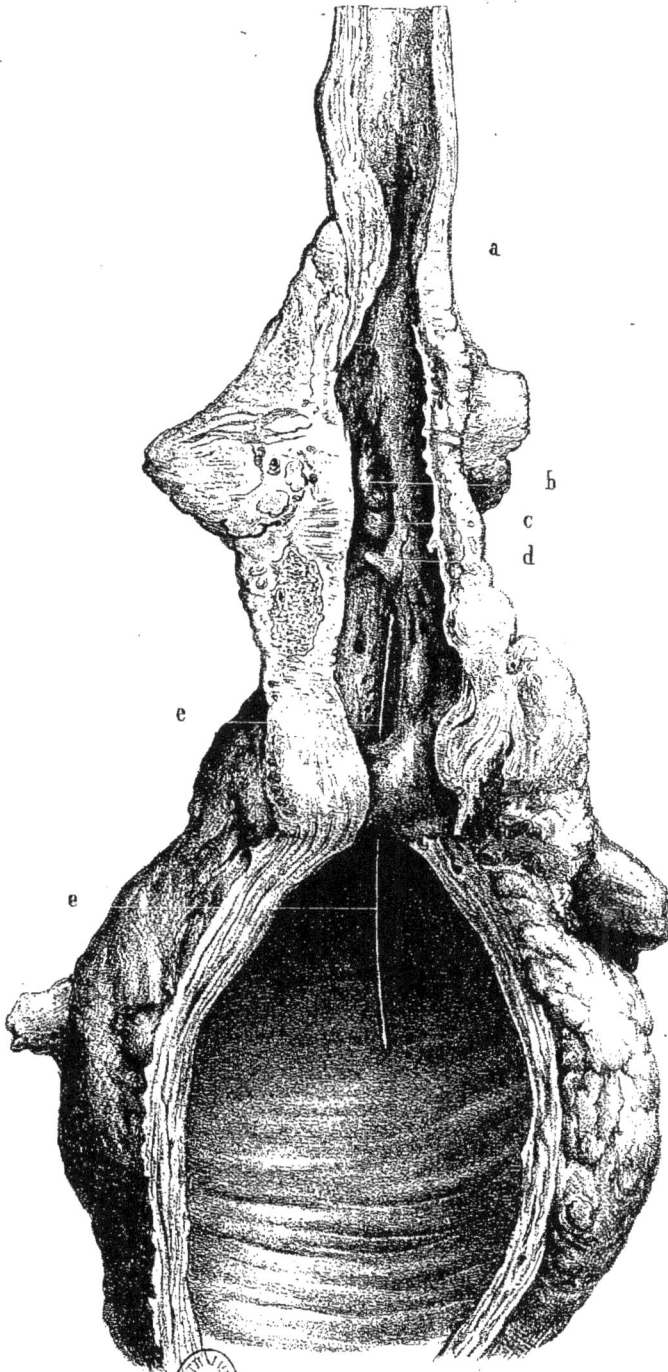

a

b

c

d

e

e

Léveillé, Lith. d'après M.ᵣ Godart.

Lith. H. Jannin. Paris.

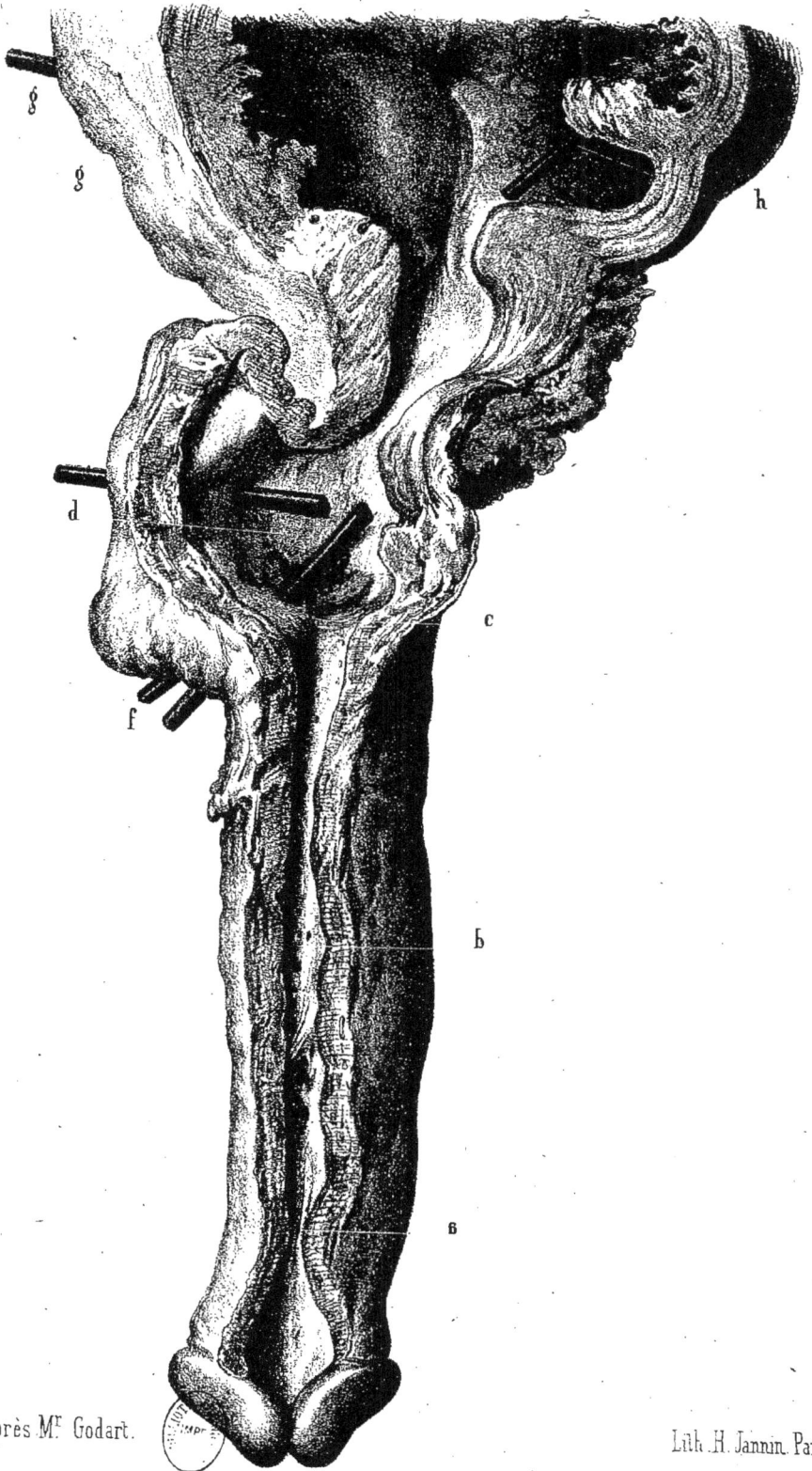

Pl. 4.

g
g
h
d
c
f
b
a

Lith. H. Jannin. Paris.